POR QUÉ EL BUEN SEXO ES IMPORTANTE

NAN WISE

POR QUÉ EL BUEN SEXO **ES IMPORTANTE**

Comprender la neurociencia del placer para potenciar la inteligencia, la felicidad y el sentido vital

URANO
Argentina – Chile – Colombia – España
Estados Unidos – México – Perú – Uruguay

Título original: *Why Good Sex Matters – Understanding the Neuroscience of Pleasure for a Smarter, Happier, and More Purpose-Filled Life*
Editor original: Houghton Mifflin Harcourt, Boston, New York
Traducción: Rut Abadía

1.ª edición Septiembre 2021

La información contenida en este libro tiene por objeto proporcionar material útil e informativo sobre el tema tratado. No pretende servir como sustituto del consejo médico profesional. Cualquier uso de la información de este libro es a discreción del lector. El autor y el editor renuncian a cualquier responsabilidad que surja directa e indirectamente del uso o aplicación de la información contenida en este libro.

Plaza de los Reyes Magos, 8, piso 1.º C y D – 28007 Madrid
www.edicionesurano.com

ISBN: 978-84-17694-29-6
E-ISBN: 978-84-18259-65-4
Depósito legal: B-11.049-2021

Fotocomposición: Ediciones Urano, S.A.U.

Impreso por: Rotativas de Estella – Polígono Industrial San Miguel Parcelas E7-E8
31132 Villatuerta (Navarra)

Impreso en España – *Printed in Spain*

A mis padres, Ruth y Norbert Jacobson.
Sin vosotros, no habría un nosotros.

Sumario

TERCERA PARTE
Perseguir y obtener placeres saludables

Introducción

«¿Por qué investigas sobre el sexo?»

Es invierno de 2012. Después de haber pasado incontables horas durante los últimos tres años examinando las imágenes cerebrales de mujeres que donan sus orgasmos a la ciencia, incluyendo mi propio estudio piloto con horas interminables en una máquina de resonancia magnética funcional, no es la primera vez que escucho esta pregunta. He presentado mis datos provisionales a la Sociedad de Neurociencia en su reunión anual.[1] La Sociedad cuenta con más de veinte mil fanáticos del cerebro y ofrece una docena de conferencias específicas impartidas por las superestrellas a la vanguardia de la neurociencia. Aunque otros neurocientíficos han realizado estudios sobre cómo responde el cerebro humano a la excitación sexual, solo dos laboratorios han sido lo bastante atrevidos como para ir hasta el final y estudiar el comportamiento del cerebro durante el orgasmo. A los medios les encantaron los resultados del estudio de mi equipo, que demuestran que el orgasmo está asociado con el aumento del

1. Barry R. Komisaruk, Nan Wise, Eleni Frangos, Wendy Birbano y Kachina Allen, «An FMRI Video Animation Time-Course Analysis of Brain Regions Activated during Self-Stimulation to Orgasm in Women». Resumen. Society for Neuroscience (2011). Número de programa 495.03.

flujo sanguíneo y, por consiguiente, la llegada de más oxígeno a ochenta regiones del cerebro. «Ten un orgasmo en lugar de hacer un crucigrama —escribió un medio—. La ciencia afirma que es mejor para tu cerebro». Llegados a este punto, podríamos pensar que la gente tiene hoy en día más conocimientos sobre el cerebro sexual en general y el orgasmo en particular, pero no es así.

El video del «orgasmo cerebral femenino», como se llegó a conocer, tuvo tanto éxito que bloqueó el servidor web y se hizo viral (búscalo en Google si quieres verlo). Sin duda, este video es lo que llamó la atención de los productores de *Nightline* y el motivo de que Juju Chang estuviera esperándome fuera de mi laboratorio, con sus cámaras preparadas para rodar.

La perspectiva de tener que interrumpir mi trabajo para que el equipo de televisión sea testigo de uno de nuestros estudios me entusiasma moderadamente, pero también estoy ansiosa por hacer la entrevista, porque creo que tenemos la obligación de poner en valor la importancia de la sexualidad humana y esto nos da la oportunidad de mostrar nuestro trabajo a una gran audiencia.

Así que, antes de empezar con la resonancia magnética funcional, pienso en cómo responder a la pregunta de Juju: «¿Por qué investigas sobre el sexo?».

Esta pregunta me la llevan haciendo desde que entré en el mundo de la investigación sexual. Me la han hecho en mi propio departamento de psicología colegas que parecen incómodos con nuestro trabajo y que han llegado a decir que los voluntarios de nuestro estudio deben de ser unos «exhibicionistas». En ocasiones, esos mismos colegas dejan escapar pequeños comentarios despectivos, como «hola, obsesa sexual», cuando se topan conmigo en el pasillo. Es la misma pregunta que siempre respondo para justificar nuestro trabajo. Pero, en cierto modo, esta pregunta también es mía, es lo que ha estado alimentando mi curiosidad durante los últimos treinta años, desde que empecé a trabajar como psicoterapeuta, luego como terapeuta sexual y ahora como neurocientífica. He estado investigando esta cuestión en todo tipo de entornos porque plantea muchas cuestiones sobre la felicidad, la salud, el bienestar y el placer. Y también sobre el sexo en sí. De hecho, es por eso por lo que estoy escribiendo el libro que ahora tienes en las manos.

Por suerte, el escáner funciona correctamente a pesar de todas las interrupciones, registrando un orgasmo más para añadir a mis datos. Al final del video, ahí estoy con mi bata de laboratorio, diciendo mi última frase. «Vivimos en un país donde la gente está realmente obsesionada con el sexo. ¡Creo que tenemos que superarlo!».

Juju parece estar de acuerdo y se oye su voz en *off*, que dice: «Al parecer, nuestra felicidad sexual depende de ello». Entonces, ¿por qué investigo sobre el sexo?

El sexo es importante para el bienestar físico y emocional general. Sin embargo, sabemos menos sobre la sexualidad humana y el cerebro que sobre la posibilidad de que haya vida en el espacio exterior. De hecho, hasta que no entendamos cómo se conectan el sexo y el cerebro, no entenderemos del todo cómo funcionan los genitales, especialmente los femeninos; cómo ayudar a las personas con trastornos sexuales, y cómo y por qué aparecen las adicciones y los trastornos emocionales.

Curiosamente, esta pregunta nunca surgió cuando era terapeuta sexual y trabajaba en privado con mujeres y hombres para ayudarlos a superar sus problemas en la cama. Claro, me habían entrevistado revistas y periódicos, y algunos de mis casos más interesantes, así como mi enfoque de la terapia sexual, habían aparecido en libros. Pero nadie me preguntaba por qué había elegido una profesión enfocada en el sexo. Todo cambió cuando decidí ir a la escuela de posgrado y hacer un doctorado en neurociencia cognitiva centrada en el sexo.

¿Por qué quiero entender cómo se relacionan el cerebro y el sexo? En realidad, todo comenzó con una corazonada durante mi práctica clínica como psicoterapeuta (esto fue antes de que me especializara en terapia sexual). Cuanto más estudiaba e intentaba averiguar las raíces de la infelicidad, la insatisfacción y el malestar de mis pacientes, más empezaba a percibir un hilo común que subyace a la principal queja que llevaba a estos pacientes a terapia. Todas estas personas tenían en mayor o menor grado una incapacidad para experimentar placer en la vida (falta de entusiasmo, déficit de bienestar y una clara incapacidad para disfrutar incluso de los placeres más sencillos). Era como si esas personas hubieran perdido su deseo de vivir. Desde una perspectiva clínica, se hallaban en un estado de anhedonia, la incapacidad de experimentar placer y satisfacción.

Año tras año, a lo largo de mi práctica, cientos y cientos de personas han pasado por mi consulta para tratar de entender por qué se sienten tan tristes, tan enojados, tan irritables, tan ansiosos o tan deprimidos. Muchos estudios de los últimos años confirman y cuantifican el aumento de la ansiedad, la depresión, el suicidio y los actos de violencia. Vemos y escuchamos estos datos en las noticias, y muchos de nosotros nos preguntamos si esto es una reacción general al drama que vive nuestro país. Pero, como terapeuta, sé que el aumento de la ansiedad y el dolor psicológico son preexistentes y progresivos. Aunque la mayoría de nosotros no lo reconocería como anhedonia, la falta de interés y el agotamiento de nuestras emociones son en parte la causa de la disminución de la satisfacción. En otras palabras, no podemos culpar únicamente a lo que está pasando en el mundo. De hecho, es muy probable que esta epidemia de dolor psicológico y emociones negativas haya contribuido de forma significativa al actual clima político. Cuando nos hallamos en un estado mental defensivo, no tomamos las mejores decisiones. Nos sentimos desesperados y caemos en conductas impulsadas por el miedo, la ira y la reacción. Nos vemos «secuestrados» emocionalmente. Incluso podemos votar en contra de nuestros propios intereses. Tomar decisiones mientras se está atrapado en una cascada de emociones volátiles rara vez presagia una toma de decisiones razonada y productiva, y nos quedamos atrapados en lo que puede parecer un ciclo sin fin.

Como la proverbial rana que no nota que el agua caliente se acerca gradualmente hacia el punto de ebullición, nos hemos acostumbrado tanto a la anhedonia que no reconocemos su presencia. Por consiguiente, cada vez es peor: nos roba la alegría y el placer sensual y bloquea nuestra capacidad para excitarnos. Lo que solía darnos placer ahora ya no tiene suficiente fuerza para sacarnos de la línea plana: es un estado llamado «regulación emocional a la baja» que aparece cuando nuestros sistemas bioquímicos se desequilibran. ¿Consecuencias? Ansiedad, incomodidad, retraimiento y reacciones exageradas, por nombrar algunas. A nivel biológico, nuestro sistema nervioso se ha desequilibrado tanto que literalmente no podemos sentir placer y, en algunos casos, incluso dejamos de buscarlo.

Cuando abordaba el tema de la sexualidad con mis pacientes de psicoterapia, la mayoría se resistía rotundamente a hablar siquiera de la existencia misma de su sexualidad. Siempre empezaba mi terapia con las siguientes preguntas: «¿Qué tal tu salud? ¿Tu trabajo? ¿Tus relaciones? ¿Tu vida sexual?». Esta última pregunta acostumbraba a provocar intensos sentimientos de vergüenza y miedo en mis clientes. Sin embargo, también descubrí que, cuando empezaban a hablar de su sexualidad en las sesiones, podíamos llegar al fondo de otros temas con mayor rapidez y perspicacia. Cuando esta puerta se abría, querían saber por qué no podían tener sexo satisfactorio, por qué ni siquiera deseaban practicar sexo, y qué podían hacer al respecto, si es que era posible. Si eran capaces de hablar abiertamente conmigo sobre el sexo, los pacientes se empoderaban para profundizar en la revelación de su auténtico yo. Y, una vez abierta esa puerta, estaban mucho más dispuestos a abrirse a los demás.

Aunque algunos problemas sexuales tienen causas físicas reales, la raíz de lo que típicamente afecta a los pacientes se puede rastrear hasta llegar a la anhedonia. Como casi todo en nuestra experiencia humana, el sexo es biológico, psicológico y social, y la comprensión de la interacción de estos tres factores en nuestra experiencia del placer sexual arroja una luz importante sobre el papel que el placer juega en nuestro bienestar general. De hecho, yo ya presentía que lo que observaba en mis pacientes era lo que empezaba a verse tanto en la literatura de la neurociencia como en mi propia investigación. Pero, primero, tuve que descifrar el código de la anhedonia.

Nuestra anhedonia puede tomar muchas formas. Nunca antes habíamos tomado tantas drogas (ya sean medicamentos recetados o sustancias que crean adicción) para aliviar nuestra tristeza.[2] Nos enfrentamos a un número sin precedentes de muertes por la automedicación del dolor psicológico. También somos muy reactivos, como lo demuestra el reciente aumento de la furia al volante, la violencia con armas de fuego, la violencia doméstica, la violencia sexual y otros signos externos de una cultura que cada vez es más «mediática». De hecho, en los últimos años hemos vivido un tiroteo masivo tras otro, que han causado la muerte a decenas de personas inocentes.

Pero la mayoría de los que experimentamos la anhedonia lo hacemos sin este grito externo de rabia y desesperación; de hecho, la mayoría de las personas que sufren de anhedonia lo hacen en relativo silencio, atrapadas en una nube de emociones negativas, incapaces de experimentar el placer que las liberaría. Aunque esta mayoría

2. William C. Reeves y otros, «Mental Illness Surveillance Among Adults in the United States», *Morbidity and Mortality Weekly Report* 60, n.º 3 (2011): 1–32.

silenciosa puede estar llevando una vida productiva y exitosa, también vive con dolor, tristeza, preocupación, miedo y vergüenza. Y estas arenas movedizas emocionales parecen empeorar rápidamente.

Como Bob Dylan dijo una vez, no se necesita un meteorólogo para saber en qué dirección sopla el viento.[3] Solo tenemos que mirar a nuestro alrededor. El dolor está en todas partes: depresión, ansiedad, adicción, dolencias físicas, tensión psíquica, aislamiento social, estrés financiero, sufrimiento espiritual. Estas emociones negativas parecen estar llevándose lo mejor de nosotros.

Pero ¿cómo se relaciona esto con el sexo?

Comencé a notar que incluso cuando los pacientes querían tratar temas no relacionados con la sexualidad, los problemas de su vida sexual afloraban a medida que profundizaba. Y cuando los pacientes acudían para el tratamiento específico de temas sexuales, ya fuera por la falta de sexo en general o por dificultades con las erecciones o el orgasmo, había un desajuste emocional. Como en un mecanismo interconectado, cuando la vida emocional de alguien se tuerce, también lo hace su vida sexual. Año tras año, paciente tras paciente, observé que, independientemente de lo alto que fuera el nivel de éxito en su vida —por ejemplo, en su carrera—, si un paciente venía a mi consulta por un problema emocional, también había algún problema o carencia en su vida sexual, y viceversa. Yo sabía que esta conexión entre la emoción y el sexo no era una coincidencia.

De hecho, me di cuenta de que la vida sexual de mis pacientes era una piedra de toque increíblemente útil, tanto si buscaban ayuda para este tema como si no, porque el sexo, tanto si ocurre como si no, siempre es fácilmente reconocible para la gente. Un paciente puede no darse cuenta de que está experimentando un desequilibrio

---

3. Bob Dylan, «Subterranean Homesick Blues», 1965. Número de catálogo de Columbia Records 43242.

emocional, pero sí sabe que no puede tener un orgasmo. Nuestra vida sexual es a menudo el presagio de nuestros problemas emocionales.

Siempre he sabido de forma instintiva que el buen sexo está ligado a la felicidad y al bienestar y que el mal sexo o la ausencia de sexo son posibles desencadenantes de la infelicidad, y esta conexión entre el buen sexo y la felicidad se pone de manifiesto en mi consulta. Las personas que dicen tener una vida sexual sana o satisfactoria se sienten mejor, manifiestan menos depresión y ansiedad, y experimentan una sensación general más completa de felicidad en sus vidas.

Esta relación entre el bienestar y el sexo resultó ser una de las preguntas para las que decidí encontrar respuesta cuando llegué a la escuela de posgrado, a los cincuenta años. Tenía la corazonada de que el cerebro tiene un papel relevante en el hecho de que el sexo nos haga sentir mejor o, por el contrario, que su ausencia nos haga sentir mal. Sospechaba que la clave de esta investigación tenía que ver con averiguar cómo el cerebro representa y procesa el placer. Mientras indagaba, me sorprendí al descubrir que se sabía muy poco sobre cómo responde el cerebro al placer sexual. Esta brecha en la investigación científica alimentó mi curiosidad. Aunque el sexo no parezca un tema tan importante como, por ejemplo, el cáncer, el sida o la demencia, estaba convencida de que el estudio del sexo desde el punto de vista del cerebro tenía el potencial de impactar en la vida cotidiana de muchas personas y modificar su vida de una forma absoluta y positiva.

Persiguiendo esta gigantesca corazonada, me sumergí en un programa de doctorado de siete años.[4] Pasé muchas horas haciendo in-

---

4. Nan Wise, «An fMRI Video Animation Time-Course Analysis of Brain Regions Activated during Self-Stimulation to Orgasm in Women». Doctorado, Universidad de Rutgers, Newark, 2014.

vestigaciones de laboratorio y dediqué mi tiempo libre a seguir atendiendo pacientes. Uno de mis primeros objetivos era establecer cómo se puede rastrear en el cerebro la actividad sexual (buena o mala). Al seguir este hilo, empezaron a surgir dos ideas distintas pero vinculadas de forma inextricable: en primer lugar, que las cuestiones sexuales tan evidentes y omnipresentes en mi práctica clínica estaban vinculadas a un profundo malestar emocional o psicológico derivado de un desequilibrio en los sistemas emocionales centrales del cerebro; y en segundo lugar, que al examinar la actividad del cerebro durante el sexo, empezaba a tener una visión más completa de cómo estos desequilibrios del cerebro afectan a su vez a la experiencia del cuerpo en el sexo.

En las páginas siguientes, descubrirás qué pasa en el cerebro cuando practicamos sexo y sentimos placer. Descubrirás, como yo hice en mi laboratorio, lo ligado que está el placer a un conjunto de emociones intensas relacionadas con nuestro cerebro. Te familiarizarás con el funcionamiento de tu cerebro: desde su base, que trabaja rápido y de forma casi automática, pasando por el nivel medio, donde almacenamos nuestros primeros aprendizajes, que se muestran en nuestros comportamientos y actitudes hacia el placer y el sexo, hasta la parte superior del cerebro, nuestra corteza prefrontal (CPF), que trabaja de forma más deliberada y lenta y tiende a pensar, preocuparse y exagerarlo todo. De hecho, una de las cosas más alucinantes que vas a aprender es cuánto nos sigue impulsando este cerebro emocional más primitivo, lo cual tiene mucho que ver con el motivo por el que nos quedamos atrapados en ese estado de anhedonia.

Al mirar a través de la lente de cómo nuestros cerebros están conectados con el placer, aprenderemos a reclamar nuestra capacidad y necesidad —innata y biológicamente conectada— de alegría, diversión, exuberancia, curiosidad y humor en todos los aspectos de nuestra vida. El redescubrimiento de esta capacidad de placer es clave para fomentar el bienestar emocional y físico en general. ¿Son importantes para ti las experiencias profundamente placenteras? ¿Las priorizas de forma activa? ¿Las aprecias cuando se producen? Si no es así, bien podrías reconsiderarlo. De hecho, la relación con nuestra propia sexualidad puede proporcionar una aguda comprensión de cómo pensar en el placer, evitarlo, desearlo y resistirse a él. Ya que el sexo encarna el placer, nos ofrece una lente particularmente poderosa a través de la cual se puede entender el placer de forma más amplia. Capta la complicada interacción entre la emoción, las vías neuronales y la experiencia personal (de hecho, todos los factores que intervienen en la capacidad de sentir y apreciar el verdadero placer). Y, entonces, el buen sexo se convierte en una promesa y una maravillosa y agradable consecuencia.

Si conoces todo lo relacionado con nuestro sistema sexual, puedes encontrar el camino del placer. Este camino también revela mitos obsoletos en la forma en que definimos la sexualidad: no sirve solo para la reproducción o para aliviar la tensión sexual. Nuestra sexualidad (como muchos de los progresos y experiencias humanas) está profundamente ligada a nuestras emociones, a nuestras experiencias tempranas, a nuestras relaciones actuales y pasadas. Debido a que el sexo es biológico, psicológico y social, encarna gran parte de de lo que somos y de cómo nos sentimos en cada momento.

La relación con nuestra sexualidad nos ofrece una forma de evaluar nuestra capacidad para el placer y, al hacerlo, valorar el funcionamiento de nuestro cerebro emocional. He llegado a ver nuestros problemas sexuales como el proverbial canario en la mina de carbón (una señal temprana que nos alerta de que el cerebro emocional se está desequilibrando). Así como el aprendizaje, la memoria y la toma de decisiones son procesos cognitivos ligados a procesos emocionales, nuestras experiencias sexuales (el impulso sexual, el deseo sexual y la evitación del sexo) también están ligadas a estados emocionales conectados con el cerebro. Descubrir estas conexiones no solo marcará el camino para salir de este estado dominante de anhedonia, sino que también mostrará de manera explícita por qué el placer sexual tiene el poder y la capacidad de proporcionarnos una felicidad más completa que no solo es consciente, sino que también está llena de todas las sensaciones corporales de nuestra experiencia.

¿Te gustaría entender cómo obtener verdadera satisfacción tanto de tus experiencias diarias como del sexo en sí? ¿Te gustaría entender por qué estamos conectados con la necesidad de estos placeres para funcionar de la mejor manera posible?

Este libro no solo busca revelar el problema fundamental de cómo pensamos en el sexo y el placer de manera más amplia, sino también desvelar los secretos sobre cómo mujeres y hombres, independientemente de su edad, orientación o inclinación, llegan a establecer una relación problemática con su propia experiencia del placer. El libro comienza revelando cómo se muestra la anhedonia en el cerebro y cómo, en algunos casos, nuestra elección de estilo de vida socava aún más nuestra capacidad para experimentar cualquier tipo de placer. Verás que la forma en que piensas y experimentas el sexo (o lo evitas) refleja y afecta la tonalidad y el equilibrio de tus emociones principales como el miedo y la ira, el cariño y la pena, la lujuria y el juego, que forman parte de nuestro cerebro de mamíferos, impulsando el sistema de placer. A continuación comprenderás de forma más precisa el funcionamiento interno de tu deseo sexual, tus emociones y tu capacidad de sentir placer. He incluido muchas herramientas prácticas de buen sexo para ayudarte a resolver problemas emocionales relacionados con el placer y la sexualidad, a conectar contigo mismo y con tu pareja para que te sientas mejor, y a aprender a cuestionar los límites que pueden estar impidiendo que experimentes tu potencial sexual de una forma plena. Algunas de estas herramientas son ejercicios que puedes hacer por tu cuenta; otros los puedes hacer con tu pareja. Todos ellos están diseñados para sacarte de la anhedonia y llevarte al placer.

Sentir placer puede parecer complicado, pero no lo es. Tenemos una ruta directa hasta él a través de la conciencia de nuestras emociones principales. Y nuestro cerebro y su red de trabajo pueden ser reeducados y restaurados para reclamar una vez más el placer, un estado mental sintonizado con las sensaciones satisfactorias que permiten que te guste lo que deseas y desees lo que te gusta. A medida que traces tu propio camino, descubrirás las respuestas a preguntas como:

- ¿Qué es exactamente el placer?
- ¿Cuál es el propósito del placer, en particular del placer sexual?
- ¿Cómo está conectado el cerebro para sentir placer, dolor y otras emociones?
- ¿Cuál es el vínculo entre el dolor y el placer?
- ¿Cómo afectan nuestras actitudes (tanto personales como sociales) a nuestra experiencia y capacidad de sentir placer sexual?
- ¿Cómo afectan nuestros genes, entornos e interacciones, ya sean innatas o adquiridas, a nuestra capacidad de sentir placer sexual?
- ¿Cómo refuerzan los malentendidos sexuales las diferencias entre hombres y mujeres?
- ¿Cómo puede hacernos más inteligentes, felices y productivos el acceso a nuestro potencial sexual?
- ¿Cómo puede ayudarnos a experimentar el placer en todos los aspectos de nuestras vidas una nueva comprensión del sexo?

Al responder estas preguntas, no solo descubrirás el poder curativo de los placeres saludables, sino que también recuperarás tu pasión por la vida. Aprenderás a liberar tu propio potencial sexual y a experimentar el disfrute cada vez más profundo y amplio de un ser sexual vivificado. Aunque parezca que estamos atravesando una crisis del placer, cuando persigamos nuestro deseo, manteniéndonos alerta ante todo lo que despierta interés en nuestros cuerpos y cerebros, descubriremos una nueva frontera que me gusta definir como hedonismo saludable, un lugar donde el placer es central y esencial para todo lo que hacemos en nuestra vida.

PRIMERA PARTE

La crisis del placer y el camino hacia un hedonismo saludable

1

El robo del placer

Si te fijas en cualquier medio de comunicación, en las calles de cualquier ciudad importante, barrio residencial o pueblo pequeño, parece que estamos totalmente centrados en el placer. Abundan las invitaciones a disfrutar del sexo, la comida, los deportes, los *spas*, las vacaciones exóticas, las escapadas románticas y los juegos virtuales. Todas ellas prometen un rato de relajación, un subidón de emoción o un alivio emocional o físico, además de una respuesta a nuestra dolorosa necesidad de desestresarnos. Este entorno nos anima a buscar el placer en la ambición constante: nos incita a comprar de un modo insaciable ropa nueva, juguetes tecnológicos, coches o casas. Algunos recurren al alcohol, las drogas o la comida para satisfacerse. Otros llevan su cuerpo al límite, buscando el placer en un nuevo deporte, entrenamiento o dieta.

Las imágenes, tanto visuales como textuales, están diseñadas para dirigir nuestro deseo y nuestras carteras a la compra de placer. Algunas imágenes, como el contenido adulto *online* y la pornografía (dos ejemplos extremos), parecen proporcionar un atajo al placer. Los anuncios *online* y televisivos de medicamentos que facilitan el placer aparecen por todas partes, recordándonos que podemos obtenerlo cuando y donde queramos, sin importar nuestra edad o limitaciones en la función sexual. Otra versión de esta cultura de las soluciones rápidas es el rosario interminable de aplicaciones que prometen contactos rápidos, romance e incluso felicidad conyugal con solo pulsar una tecla.

Desde este punto de vista, un antropólogo extraterrestre que visitara nuestro planeta podría concluir que la nuestra es una cultura hambrienta de placer y sexualmente voraz. Y sin embargo, lo que observo diariamente en mi práctica clínica es que, debido a esta búsqueda de placer, a este deseo de placer, muy pocas personas parecen ser capaces de experimentar de forma plena las sensaciones o la satisfacción que buscan.

¿Por qué resulta tan desalentador?

Apagón de placer

Dados todos los estímulos externos que se encuentran en nuestro entorno, parece que deberíamos sentir mucho placer. ¿Pero estamos realmente tan excitados? La respuesta, por desgracia, es no. De hecho, nuestros sentidos se han sobrecargado con este bombardeo de placeres de fácil acceso y aparentemente interminables. Es más, todas estas promesas de placer contrastan de forma directa con la realidad de nuestra anhedonia.

Entremezclado con estas súplicas o promesas de placer asoma un mensaje igualmente consistente: anuncios casi continuos de medicamentos antidepresivos y ansiolíticos (recordatorios no demasiado sutiles de que estamos muy mal y necesitamos ayuda externa porque nos sentimos infelices, ansiosos, estresados y con dolor emocional, físico y psicológico).

Ciertamente no soy la única profesional que se enfrenta a esta epidemia masiva de sufrimiento.[5] La prueba está en el enorme aumento del uso de medicamentos prescritos, incluyendo antidepresivos (hasta un 400 % desde 1998) y analgésicos opioides. El consumo de heroína y otras drogas ilegales que se usan para la búsqueda del placer también han experimentado un drástico aumento, duplicándose entre 2007 y 2012. Un informe provisional de los Centros de Control de Enfermedades de 2017 indicaba que muchas de las 70.237 muertes por sobredosis comunicadas en Estados Unidos estaban relacionadas con la heroína, el fentanilo, la cocaína, la metanfetamina (un aumento del 22 % con respecto al año anterior) y los opioides (que se han cuadruplicado desde 1999), lo cual demuestra que las sobredosis son la principal causa de muerte entre los estadounidenses menores de cincuenta años.

Esta epidemia me afectó personalmente cuando mi sobrino de treinta y nueve años murió de una sobredosis de fentanilo. Tuvimos que esperar más de cinco meses para obtener el informe oficial de la autopsia porque la oficina del médico forense estaba colapsada por casos similares. Un artículo del *New York Times* de 2017 explicaba que el jefe de patología forense de New Hampshire, el estado con el mayor número de muertes per cápita por opioides sintéticos como el fentanilo, había decidido dejar su puesto para convertirse en diácono a consecuencia de la desesperación a la que se enfrentaba diariamente en el trabajo.[6]

---

5. Christopher M. Jones y otros, «Vital Signs: Demographic and Substance Use Trends Among Heroin Users — United States, 2002–2013», Morbidity and Mortality Weekly Report 64, n.º 26 (2015): 719-725 y Yuri P. Springer y otros, «Notes from the Field: Fentanyl Drug Submissions — United States, 2010–2017», *Morbidity and Mortality Weekly Report* 68, n.º 2 (2019): 41–43.

6. Katharine Q. Seelye, «As Overdose Deaths Pile Up, a Medical Examiner Quits the Morgue», *New York Times*, 7 de octubre de 2017. https://www.nytimes.com/2017/10/07/us/drug-overdose-medical-examiner.html

Este uso de drogas (tanto prescritas como ilegales) apunta a un problema de raíz similar, aunque con diferentes causas biológicas. Numerosos estudios recientes señalan un preocupante aumento en la incidencia del dolor psicológico. De hecho, uno de cada cinco estadounidenses experimentará un episodio de enfermedad mental a lo largo de su vida, mientras que los índices de depresión grave y los trastornos de ansiedad aumentan de forma considerable. Y la evidencia clínica que demuestra este incremento va más allá de grupos de edad, grupos étnicos y raciales, géneros y estratos socioeconómicos. Estas cifras y esta creciente dependencia de los medicamentos para hacernos sentir mejor apuntan en la misma dirección: un aumento de la anhedonia.

Pero, ¿cómo es posible que el placer se haya ausentado tanto de nuestras vidas?

Nuestra cultura, impulsada por la tecnología y conectada constantemente, refuerza esta interrupción de nuestro sistema de placer. Ver maratones de series, enviar mensajes de texto sin parar, utilizar Snapchat e Instagram y otras repeticiones que ahora se producen de forma casi automática nos mantienen distraídos y entumecidos, secuestrando nuestras vías neurales en puntos críticos. De hecho, a los nuevos «ingenieros de la atención» se les paga mucho dinero para que sigamos consumiendo los productos que la cultura tecnológica vende cautivándonos y sometiéndonos a una sucesión constante de clics para pasar de una aplicación a otra, de una página a otra, de un sonido a otro. Seducidos por la búsqueda constante, con poca capacidad de digerir lo que nos llega, entramos en un estado de «apagón de placer», que nos niega la oportunidad de aprender a sentir nuestros placeres de una forma más plena, a saborear las sensaciones y a darnos cuenta de si este placer está realmente al servicio de nuestro bienestar. En lugar de ello, nos mantenemos desconectados de nuestras necesidades reales y buscamos soluciones rápidas que solo alimentan nuestro apetito de buscar más, como si estuviéramos hambrientos y no dejasen de llegarnos olores de alimentos deliciosos sin ningún tipo de sustento. Al estar siempre buscando, también nos perdemos la oportunidad de sentirnos mal, incómodos o verdaderamente necesitados, información vital que tiene un propósito: el dolor o la incomodidad son información real que nuestro cerebro necesita para registrar, procesar y luego arreglar.

Esta anhedonia, junto con la ansiedad y la depresión que la acompañan, perturba la capacidad del cerebro para enviar y leer estas señales de dolor y placer, interrumpiendo así redes enteras que dependen de su correcto funcionamiento.

Como terapeuta e investigadora clínica, soy testigo de este trastorno a diario. Cuando me acerco a la gente y observo su comportamiento y su experiencia emocional real, descubro que mis pacientes no solo no pueden experimentar placer, sino que a menudo están atascados en un ciclo de dolor físico, psicológico, espiritual y psíquico.

En pocas palabras, los placeres más básicos y automáticos de la vida parecen estar fuera del alcance de millones de personas. Es como si uno de nuestros impulsos más naturales y esenciales se hubiera atrofiado, secado o estropeado. Sí, el sexo y otros vehículos de placer están más disponibles que nunca, pero pocas personas parecen cosechar sus recompensas. En lugar de eso, vemos una población que siempre está buscando algo fuera de su alcance. Con la comida, puedes seguir comiendo aunque te sientas lleno, pero nunca tienes la sensación de haber disfrutado lo suficiente. Cuando practicas sexo, puedes experimentar un orgasmo, pero nunca experimentas esa conclusión intensa y satisfactoria que recuerdas de cuando te enamoraste por primera vez. El verdadero placer (sexual o de otro tipo) se ha vuelto difícil de encontrar y, como resultado, nos hemos aislado de una dimensión esencial de nuestra capacidad de ser felices.

Mi gran ataque de pánico

En parte, muchos de nosotros hemos heredado una vulnerabilidad a la anhedonia, sobre todo cuando se manifiesta como ansiedad.[7] De hecho, el destacado psicólogo estadounidense Martin Seligman dice que la predisposición a la ansiedad ha sido evolutivamente ventajosa en el sentido de que nuestros antepasados que se «preocupaban» tenían más probabilidades de vivir lo suficiente como para dejar su huella en el legado genético. La preocupación por tener suficiente comida y evitar a los depredadores los mantuvo vivos. Pero algunos de nosotros, que estamos «demasiado conectados» para preocuparnos, podemos tener demasiada de esa carga genética (yo incluida, ya que vengo de una larga línea de antepasados ansiosos y anhedónicos). En mi familia inmediata, mi hermana tiene ataques de ansiedad y nuestra madre los ha sufrido durante mucho tiempo. Parece que el rito de paso de mi familia a la edad adulta implica al menos un ataque de ansiedad importante. Mi primer ataque de pánico ocurrió a finales del otoño de 1979, unos meses después de graduarme en la universidad.

En retrospectiva, ese primer ataque de pánico fue el resultado de una tormenta perfecta. Todos los ingredientes necesarios estaban presentes, incluyendo un problema médico que desequilibró mis

---

7. Martin Seligman ha reconocido tanto nuestra propensión heredada evolutivamente a la preocupación como nuestra capacidad de cultivar el optimismo y la resiliencia. En un libro reciente, habla de la mente como una lengua que siempre está buscando el diente roto.

> ¿Qué pasó con el cerebro que decía: «Hoy es un buen día y estoy seguro de que mañana será un buen día»? Este cerebro fue aplastado por el hielo del mañana. El cerebro que creía que «Hoy puede parecer un buen día, pero mañana tendré un problema» sobrevivió y nos pasó sus genes. La paranoia —por no hablar de la depresión, la ansiedad y la ira— tiene grandes ventajas para la supervivencia en un mundo lleno de peligros, pérdidas e injusticias.

Martin E. P. Seligman, *El circuito de la esperanza,* (Barcelona, Ediciones B, 2018).

hormonas (las biológicas), junto con un momento de estrés (graduación de la universidad, una de las transiciones más difíciles de los adultos jóvenes), además de una enorme carga secundaria de trauma y pérdida. Uno de mis mejores amigos de la universidad, que había logrado sobrevivir a un disparo en la cabeza solo dos años antes, había muerto en un extraño accidente en la autopista de Nueva Jersey mientras ayudaba a un automovilista a cambiar un neumático. Mi sistema nervioso estaba preparado para chisporrotear y provocar una auténtica explosión.

En ese momento, estaba realizando cursos de posgrado en psicología como estudiante no diplomada mientras decidía la trayectoria de mi carrera. Durante el verano, encontré un puesto de prácticas como trabajadora de salud mental en un prestigioso hospital psiquiátrico privado. Se me encargó crear un «ambiente de curación» participando en grupos de terapia y proporcionando supervisión individualizada a los pacientes de mayor riesgo. Unas semanas antes de mi ataque, uno de estos pacientes —un joven apenas unos años mayor que yo—, escapó justo después de mi turno y saltó de un puente. Yo me quedé destrozada por su suicidio. No podía olvidar una conversación con sus padres durante la cual les aseguré que su hijo estaba en buenas manos, no me quitaba la tragedia de la cabeza. Yo creía que estaba bien, pero no lo estaba.

Sin embargo, seguí adelante. Una tarde, después de tomar varias tazas de café para mantenerme despierta, me dirigí al campus para hacer un examen de neuropsicología. Cuando entré en un Burger King para comer, me sobrevino una repentina oleada de pánico. Un inminente presentimiento de fatalidad, acompañado de una fuerte sensación de miedo, me oprimió el pecho. Sentí que no podía respirar, hablar o gritar para pedir ayuda. Me quedé paralizada, con mi Whopper intacto y mi Coca-Cola Light frente a mí, mirando al vacío. Todo me parecía extrañamente aterrador, como si estuviera en una pesadilla. La peor parte, que recuerdo hasta hoy, fue la sensación de irrealidad. No me sentía como si estuviera en mi propio cuerpo. Me miraba a mí misma desde lejos, a través de la niebla. Cuando miraba mis propias manos, me parecían extrañas, como si no me pertenecieran.

Más tarde me daría cuenta de que estas experiencias, conocidas como despersonalización e irrealidad, son síntomas comunes de ansiedad intensa. Pero en aquel momento pensé que estaba perdiendo la cabeza. Recuerdo que pensé que debía volver al hospital psiquiátrico y solicitar mi admisión. No sé cómo me las arreglé para llegar al coche, luego al campus, guiada por mi sentimiento de responsabilidad como si fuera un piloto automático y finalmente al examen (que no sé cómo aprobé con buena nota).

Cuando volví a casa esa noche, me sentía derrotada y destrozada. Mi mundo había cambiado radicalmente, mi sentido de quién era yo se había dañado de una forma que me parecía irreparable. No fui a trabajar por unos días, tras llamar para decir que estaba enferma. No estaba segura de poder volver al trabajo, aunque antes del ataque de pánico estaba entusiasmada y emocionada por la oportunidad.

La semana siguiente, de vuelta al trabajo, le confié mi ataque de pánico a Ellen, una enfermera de la unidad de admisiones, que desde entonces se convirtió en una amiga para toda la vida. Cuando le dije que temía volverme loca, me dijo: «Lo siento, no hay salidas fáciles para ti. Estás atrapada, igual que nosotros. Bienvenida al club». El club al que Ellen se refería era el de aquellos que experimentan ansiedad. Hasta entonces, no tenía idea de cuántas otras personas sufrían de manera similar.

Posteriormente, he usado esa misma expresión miles de veces al hablar con los pacientes. Los ataques de pánico, que a veces se transforman en un trastorno de ansiedad a largo plazo llamado trastorno de ansiedad generalizada (TAG para abreviar), afectan a muchas personas por lo demás sanas. Aunque en algunos casos el TAG puede ser verdaderamente incapacitante, he aprendido a evitar que me impida seguir mi camino y que socave mi confianza y motivación.

Ese primer ataque de pánico me llevó a terapia. Cuando llegué a la consulta del psiquiatra me convencí de que mis síntomas eran el presagio de algo terrible, como la esquizofrenia. A mitad de esa primera reunión, el psiquiatra sonrió. «Has tenido un ataque de pánico. Eso es todo. Y también tienes el síndrome del primer año de la Facultad de Medicina».

Lo miré con perplejidad. «Pero no soy estudiante de medicina», dije.

Su sonrisa se amplió. «Pero trabajas con pacientes gravemente enfermos y eres nueva en esto. Estás haciendo lo que los estudiantes de medicina suelen hacer. Empiezan a pensar que tienen los síntomas que están estudiando. No sé cómo puedo convencerte de que no estás loca, pero me apostaría mi propia licencia médica».

Durante la sesión, identificamos algunos de los factores desencadenantes que habían precipitado el ataque, incluyendo la reciente muerte de mi amigo y el suicidio en el hospital. Como no parecía tener nada más serio y no necesitaba medicación, me remitió a un psicoterapeuta.

Mi viaje a la psicoterapia ha sido tanto personal como profesional. En mis treinta años de carrera, esta profunda inmersión en la mente, el cerebro y mi propia ansiedad, sus raíces y sus secuelas en el comportamiento, me han traído hasta aquí, un lugar donde la explicación subyacente de mi propio sistema de alarma, así como la desmesurada cantidad de anhedonia en el mundo que me rodea, se ha vuelto sorprendentemente clara. Lo que me lleva de nuevo a por qué el placer es tan importante: es un amortiguador necesario para la ansiedad y el estrés, además de un antídoto para la anhedonia.

Ansiedad, placer y anhedonia en el cerebro y el cuerpo

De hecho, cuando se trata de la ansiedad, definitivamente hay demasiadas malas noticias. La ansiedad persistente e incesante agotará tus recursos, tanto físicos como emocionales, hasta que la depresión eche raíces y desencadene —o refuerce— aún más anhedonia. Es un círculo vicioso de desregulación emocional: la incapacidad de obtener placer drena nuestro entusiasmo por la vida; la ansiedad y la depresión nos roban las ganas y la ilusión para perseguir el placer, y estas emociones negativas siguen alimentándose unas de otras.

Clínicamente hablando, la anhedonia es la incapacidad de sentir una cantidad satisfactoria de placer en muchos, por no decir la mayoría, de los aspectos que normalmente serían placenteros en nuestras vidas, dejando a quien la padece con la sensación de que algo no va bien.[8] En otras palabras, ni nuestro cerebro ni nuestro cuerpo pueden experimentar la gratificación de las sensaciones placenteras. Algunos pueden ser capaces de sentir cierta sensación de placer, pero nunca es suficiente para proporcionar satisfacción. Independientemente de cómo se manifieste, la anhedonia señala un sistema neural disfuncional que afecta tanto al cerebro como al cuerpo. De hecho, considero que esta conexión vital e inseparable se entiende mejor como «conexión cerebro-cuerpo», porque ambos están integrados.

Cuando desenredamos la red neuronal y analizamos los bloqueos o desencadenantes que causan las reacciones disfuncionales (o la falta de reacciones), obtenemos información sobre cómo la

---

8. Un rasgo clínico destacado de la depresión es la anhedonia, o incapacidad relativa de experimentar placer con actividades normalmente placenteras. Paul A. Keedwell y otros, «The Neural Correlates of Anhedonia in Major Depressive Disorder», *Biological Psychiatry* 58, n.º 11 (2005): 843-853.

interrupción de nuestro sistema de placer afecta a todas las dimensiones de nuestra vida: el disfrute de la comida y de las actividades físicas, el trabajo y otras actividades intelectuales o creativas, y el sentido de totalidad que proviene de la intimidad real en nuestras relaciones. Imagina la anhedonia como una nube gigante y adormecedora que te presiona desde arriba, asfixia tu sistema cerebro-cuerpo y te impide reunir suficiente energía psíquica para responder a los estímulos sensuales. Te quedas en un encierro emocional y físico, te sientes constreñido e incapaz de dejarte llevar por el placer de liberar alegría, camaradería, excitación, curiosidad y aventura.

A nivel neurobiológico, las personas que sufren de anhedonia y ansiedad han perdido la capacidad de regularse. Sus sistemas bioquímicos no responden a los moduladores naturales como el ejercicio, las actividades sociales gratificantes, el sexo, el descanso, la meditación u otros potenciadores de endorfinas que antes podían restablecer su bioquímica. Así, cuando los remedios naturales no funcionan, cada vez son más las personas que, con el objetivo de sentirse bien, menos ansiosas y más motivadas en su vida diaria, recurren a los antidepresivos y a los medicamentos contra la ansiedad, que no tienen la capacidad de tratar los problemas psicológicos y sociales relacionados con su trastorno. Aunque el uso de antidepresivos es útil para aliviar los síntomas, seguramente enmascara la complejidad del problema del placer.

Como es lógico, algunos medicamentos son necesarios y salvan vidas; pueden movilizar el cerebro y ayudarnos a salir de un estado de inactividad. Pero el medicamento por sí solo no proporciona una solución completa a la ansiedad constante o la anhedonia. Debemos tener en cuenta que, al igual que el placer, la anhedonia no es solo una construcción emocional o mental, pues hay un impacto biológico subyacente (un poco como «la gallina y el huevo»). En esencia, las personas que sufren de anhedonia leve o extrema tienen sistemas químicos desregulados (incluyendo desequilibrios en la dopamina y la serotonina, disfunción en los receptores de opioides y un alto nivel de cortisol si también están experimentando ansiedad).

En muchos sentidos, el cerebro-cuerpo libra una batalla constante para mantenerse en equilibrio y regularse debido a nuestra omnipresente experiencia de estrés. Por otra parte, los factores de estrés a corto plazo son beneficiosos porque nos obligan a adaptarnos y nos animan a enfrentarnos a ellos, a crecer y a ser resilientes. Incluso existe un término para esto, «eustrés», que literalmente significa «estrés bueno».[9] El estrés a corto plazo se da, por ejemplo, cuando hay que cumplir una fecha límite de trabajo, cuando un niño pasa por un momento difícil, durante un divorcio o una mudanza. Cuando aprendemos a tolerar este estrés, aumentamos nuestra resiliencia. Sin embargo, cuando nuestro cerebro-cuerpo empieza a percibir todo el estrés como igualmente amenazador, estos factores de estrés situacional pueden producir «angustia» crónica. Cuando esto sucede, el cerebro-cuerpo responde con un alto nivel de cortisol (la hormona del estrés secretada por las glándulas suprarrenales), que interfiere aún más con nuestra capacidad de relajarnos y experimentar placer. Basta decir que muchos de nosotros tenemos problemas para experimentar placer porque nuestros sistemas bioquímicos se han sobrecargado por una respuesta de estrés fuera de lo normal.

---

9. El Dr. Hans Selye, endocrinólogo, fue pionero en los primeros estudios sobre el estrés como respuesta a sucesos adversos y formuló el concepto del Síndrome de Adaptación General. Más tarde, expandió el concepto de estrés añadiendo el «eustrés» o las respuestas beneficiosas a los factores estresantes. Afirmó que los factores estresantes que no pueden resolverse o a los que no se puede hacer frente activamente conducen a una angustia persistente que puede dar lugar a síntomas físicos y psicológicos, mientras que los factores estresantes que facilitan una respuesta eficaz y mejoran la función son importantes para el crecimiento y el desarrollo, de ahí el término «eu» (o «buen») estrés. Hans Selye, «Confusion and controversy in the stress field», *Journal of Human Stress* 1, n.º 2 (1975): 37–44.

Durante el día hay muchos momentos en los que nuestra respuesta de estrés tiene que adaptarse al entorno.[10] Nuestro cerebro libera unas sustancias químicas clave llamadas neurotransmisores (como la dopamina, la norepinefrina, la acetilcolina, el glutamato y el GABA o ácido gamma aminobutírico) para alterar nuestra bioquímica, ya sea para contrarrestar o para optimizar el estrés. Cuando nuestra respuesta al estrés no es adecuada, se produce una cascada de efectos negativos, que incluyen ansiedad, depresión, agotamiento, interrupción del sueño, vulnerabilidad a las enfermedades tanto físicas como mentales (incluyendo la adicción), y que incluso puede acelerar el proceso de envejecimiento.

Algunas personas son más vulnerables a las respuestas de estrés inadaptadas, incluidas aquellas genéticamente propensas a la adicción.[11] Nacidas con una química cerebral muy reactiva, son especialmente sensibles al estrés, y cuando descubren las sustancias que alivian el sufrimiento, su sistema de búsqueda interfiere con su sistema de recompensa. Incapaces de experimentar el «subidón» natural de los sentimientos positivos después de la liberación de dopaminas producida por las experiencias cotidianas, acaban recurriendo a los atajos: drogas u otros hábitos adictivos, que en realidad no satisfacen. Quedan atrapados en un bucle de búsqueda interminable, que a menudo conduce a la aparición de comportamientos compulsivos. Los budistas chinos han descrito esta situación como «perseguir al fantasma hambriento», cuando las almas torturadas están atrapadas en una existencia infernal, impulsadas por una emoción extrema, incapaces de digerir el alimento (es decir, la liberación placentera del dolor) que buscan de forma implacable.

---

10. Francisco Mora y otros, «Stress, Neurotransmitters, Corticosterone and Body–Brain Integration», Brain Research 1476 (2012): 71–85; Elizabeth N. Holly y Klaus A. Miczek. «Ventral Tegmental Area Dopamine Revisited: Effects of Acute and Repeated Stress», *Psychopharmacology* 233, n.º 2 (2016): 163–186.

11. David Ball, «Addiction Science and Its Genetics». *Addiction* 103, n.º 3 (2008): 360–367.

De esta manera, los comportamientos adictivos solo conducen a una mayor anhedonia e, incluso, a un comportamiento más compulsivo, reforzando así el ciclo de sufrimiento. Estas personas se encuentran en un estado de búsqueda constante: desean evadirse con un «golpe» de placer cada vez más intenso, que ya no está bajo su control consciente.

Una de las razones por las que es tan difícil «salir» del ciclo de la anhedonia es debido a esta compleja interacción entre el cerebro y el cuerpo. Pero, como veremos, una vez seamos conscientes podremos movilizar las capacidades de nuestro cerebro superior para regular de forma voluntaria las emociones que viven en el «sótano» de nuestro cerebro y luego volver a aprender nuevas asociaciones, comportamientos y hábitos de nivel medio. Como resultado, tendremos un nuevo poder. En última instancia, cuando tengamos nuestro sistema emocional bajo control, podremos apoyarnos en nuestro cerebro superior para ayudarnos a reformular nuestras experiencias. El cambio puede ser tan simple como decir: «Ve a tomar un café con tus amigos; eso te hará sentir mejor». Este tipo de orden de arriba hacia abajo es una de las formas clave para restaurar nuestro sistema de placer y encaminarnos hacia un saludable hedonismo, elevando la importancia del placer, sexual y de cualquier otro tipo.

Sea como sea, ¿qué es el placer?

A lo largo de la historia, hemos tenido una relación de amor-odio con el sexo y el placer, probablemente basada en la realidad de que el sexo y su consecuente potencial de procreación se han asociado a un grave peligro para nosotros, los *Homo sapiens.*[12] La mayor capacidad craneal

12. Anna Blackburn Wittman y L. Lewis Wall. «The Evolutionary Origins of Obstructed Labor: Bipedalism, Encephalization, and the Human Obstetric Dilemma», *Obstetrical & Gynecological Survey* 62, n.º 11 (2007): 739–748.

(y, por tanto, los bebés con cabeza más grande) con que nos dotó la evolución, tuvo un alto precio: altísimas tasas de muerte maternal e infantil. Este problema incluso tiene un nombre: el dilema obstétrico humano. Aunque una mujer consiguiera sobrevivir dando a luz a su retoño cabezón, la fiebre puerperal era una complicación frecuente que hacía que la maternidad fuera peligrosa, hasta el punto de que las futuras madres tenían por costumbre redactar su testamento antes del parto. Este peligro aún sigue enterrado en nuestro ADN evolutivo y está arraigado en nuestros cuerpos. Pero ¿cómo podemos liberarnos de esa asociación anticuada? Comprendiendo el placer como un bien en sí mismo. Si la anhedonia es la ausencia de placer, el hedonismo es la encarnación del placer. Históricamente, el concepto de hedonismo se ha relacionado con la felicidad. Aristóteles definió el placer usando la palabra griega hēdonē para referirse al acto de disfrutar y deleitarse. También sugiere placer y ausencia de dolor. La otra dimensión de la felicidad es lo que Aristóteles denominó eudaimonía, que, como su raíz griega, enfatiza el propósito de la vida. Desde este punto de vista, entonces, la felicidad se logra cuando una persona desarrolla conscientemente un sentido de significado en su vida y también experimenta una sensación de deleite y disfrute. En *Ética a Nicómaco*, su libro clásico sobre la filosofía de la ética, Aristóteles distingue entre estos dos aspectos de la felicidad, dando a la eudaimonía más sentido o virtud, y clasificando a la hedoné, a pesar de su importante papel en la experiencia humana, como menos virtuosa o apreciada.

Desde entonces, pensadores, psicólogos y otros científicos han mantenido esta división entre hedoné y eudaimonía como una forma de discernir entre los tipos o fuentes generales de placer.[13] Pero, para mí, esta distinción solo ha reforzado la visión binaria del placer en sí

---

13. Morten L. Kringelbach y Kent C. Berridge, «Towards a Functional Neuroanatomy of Pleasure and Happiness», *Trends in Cognitive Sciences* 13, n.º 11 (2009): 479–487.

mismo: el placer asociado al cuerpo, que es menos importante que la mente o el alma, considerándolo limitado y menos significativo. La eudaimonía tiene el peso y la virtud (su significado está en sí mismo unido al propósito). Una «vida bien vivida», se le ha llamado. Lo que esta distinción pasa por alto es el importante papel que los placeres de la mente y el cuerpo juegan en nuestra vida emocional, acercándonos hacia lo que será bueno para nosotros y alejándonos del dolor o las experiencias tóxicas que pueden resultar perjudiciales. De alguna manera, el placer como emoción está destinado a ayudarnos a vivir mejor.

Tenemos muchas formas de placer que son estimulantes y agradables. ¿Es placer sentir el sensual calor del sol en tu cara o la brisa que entra por tu ventana? ¿Es placer comer un plato delicioso? ¿Lo es el vigor de escalar una colina, correr una maratón o atravesar un estanque a nado? ¿Es placer la satisfacción que sientes después de completar un examen o al terminar un largo y productivo día de trabajo? ¿Es placer la sencilla delicia de contemplar una obra de arte trascendente o escuchar una maravillosa pieza musical? ¿Es placer la liberación física que sientes después del sexo apasionado? Sí. Todas estas experiencias son vehículos comunes o conocidos que nos dan placer. De hecho, la forma en que la gente experimenta placer adopta tantas formas como personas hay en el mundo. La experiencia de placer puede describirse como sexual y sensual, intelectual y extravagante, física y emocional. Es naturalmente subjetiva y puede cambiar con el tiempo.

Desde una perspectiva neurobiológica,[14] en el cerebro se producen manifestaciones subjetivas y objetivas de placer. Los placeres primarios son la comida, el calor, el sexo y la seguridad. Estas son necesidades fundamentales que estamos predispuestos a buscar, porque se trata de nuestra supervivencia. Su experiencia es sensorial,

---

14. Hollerman, «Dopamine Neurons Report an Error», 304 y Schultz, «Dopamine Reward Prediction Error Coding» 23.

estimulante, despierta nuestro cuerpo y nuestro cerebro. Los animales experimentan también este tipo de placeres. Los placeres de «orden superior» implican la participación de más áreas de nuestro cerebro porque están relacionados con la motivación, el aprendizaje y la búsqueda de recompensa. Las actividades o experiencias monetarias, artísticas, musicales, altruistas y trascendentales nos dan placer porque están dirigidas hacia un objetivo y tienen un significado para nosotros. Los animales no experimentan este tipo de placeres (no tienen una experiencia del «yo» ni conciencia para atribuir significado a estas metas). Estos placeres son también subjetivos y dependen de nuestros propios gustos y experiencias personales.

La sensación de placer, sin embargo, es más interior, ¿verdad? Puede ser tanto una sensación física como una construcción mental o emocional. Con nuestro cuerpo y nuestro cerebro podemos descubrir, cultivar y disfrutar todo tipo de placeres, incluido el sexo. Afortunadamente, sin amenaza de peligro, el sexo puede ser algo muy bueno para nosotros. Y cuanto más sintonizados estemos, más placer experimentaremos.

Nuestra ambivalencia sobre el placer y cómo se interpone en nuestro camino

Nuestra sociedad ha tenido una larga y complicada relación con el placer. Un estudio reciente indica que los adultos estadounidenses tienen relaciones sexuales con menos frecuencia que antes, con un descenso especialmente pronunciado desde el año 2000.[15] Este de-

15. Jean M. Twenge, Ryne A. Sherman y Brooke E. Wells, «Declines in Sexual Frequency among American Adults, 1989–2014», *Archives of Sexual Behavior* 46, n.º 8 (2017): 2389-2401; Jean M. Twenge, Ryne A. Sherman y Brooke E. Wells. «Sexual Inactivity During Young Adulthood Is More Common Among U.S. Millennials and iGen: Age, Period, and Cohort Effects on Having No Sexual Partners After Age 18», *Archives of Sexual Behavior* 46, n.º 2 (2017): 433–440.

clive es significativo incluso teniendo en cuenta factores como la edad, el sexo y el estado civil. Y, para colmo, a pesar de que los medios de comunicación presentan a los jóvenes como liberales desenfrenados que buscan sexo casual y forman parte de la cultura *hookup*,[16] los nacidos en las décadas de 1980 y 1990 son ahora los adultos que menos sexo practican.

En lo que se refiere a nuestra sexualidad se da una clara paradoja, un enfoque de acercamiento/evitación que he llegado a caracterizar como un fenómeno «lascivo-prudente». Por mucho que estemos insistiendo en la necesidad de tener una «conducta sexual» consciente, muchas mujeres están denunciando el acoso y los abusos sexuales que durante mucho tiempo han permanecido en las sombras. El sexo se ha convertido para muchas personas en fuente de dolor más que de placer. Por desgracia, tal como han desvelado movimientos como el *#MeToo*, se da una antigua desconexión entre el código de conducta que predicamos y su efectividad en nuestra sociedad, creando una especie de cultura de la sombra donde las personas actúan de forma negativa y dañina en lo que se refiere al sexo. E incluso aquellos que no han tenido una experiencia sexual traumática se ven influidos por este componente social que refuerza la desconexión con el placer.

Nuestra cultura tiene profundas raíces en un calvinismo que asocia el placer sexual o sensual con la vergüenza y que valora más el estoicismo.[17] Numerosos estudios recientes han demostrado que los estadounidenses de hoy en día siguen estando influenciados por la moralidad tradicional puritano-protestante, incluso aquellos que no

16. «Cultura del polvo» o «cultura del rollo». Un comportamiento prevalente en los campus estadounidenses que consiste en acostarse con cuanta más gente mejor, sin esperar ningún tipo de compromiso.

17. Eric Luis Uhlmann y otros, «Implicit Puritanism in American Moral Cognition», *Journal of Experimental Social Psychology* 47, n.º 2 (2011): 312-320.

son particularmente religiosos. Esto nos infunde desdén e incomodidad ante los placeres sexuales mundanos y ante el exceso de placer en general. Según mi experiencia, las personas experimentan un miedo literal a «darse el gusto» de liberar el placer porque están condicionadas por la cultura o las malas experiencias y asocian el placer con una amenaza o un castigo. Es como si tener «demasiada diversión» evocara la sensación de que sentirse bien es malo o vergonzoso. Esta conexión puede ser aún más potente para las mujeres. Hace solo unas pocas generaciones, las mujeres que se comportaban así podían ser quemadas en la hoguera. Por confuso que resulte, esta actitud parece entrar en contradicción directa con la mercantilización del sexo que es igualmente ubicua en la cultura estadounidense: el sexo vende de todo, desde libros a alcohol o implantes de pecho, desde Viagra a porno *online* o cirugía plástica para rejuvenecer los genitales femeninos, desde alta costura a colecciones para supermercados respaldadas por celebridades. De hecho, cualquiera que mire un escaparate podría creer que esta celebración de la sexualidad es típicamente estadounidense. Pero es obvio que persiste una brecha entre esta fiesta de la publicidad y lo que cada uno de nosotros asocia con el placer.

Al distinguir entre felicidad y placer, la psicóloga Margaret Paul, creadora del curso de autoayuda *Inner Bondings* («Lazos internos»), hace un comentario común y a menudo engañoso sobre el placer.[18] Dice así:

> «Existe una gran diferencia entre la felicidad y el placer. El placer es un sentimiento momentáneo que proviene de algo externo

18. Margaret Paul, «The Difference Between Happiness and Pleasure», *Huffington Post*, 14 de junio de 2015. https://www.huffpost.com/entry/the-difference-between-happiness-andpleasure_n_7053946

(una buena comida, ver cómo suben nuestras acciones en bolsa, hacer el amor y así sucesivamente). El placer tiene que ver con las experiencias positivas de nuestros sentidos y con las cosas buenas que suceden. Las experiencias placenteras pueden darnos sentimientos momentáneos de felicidad, pero esta felicidad no dura mucho tiempo porque depende de eventos y experiencias externas. Tenemos que seguir viviendo buenas experiencias, comiendo más, tomando más drogas o alcohol, ganando más dinero, practicando más sexo y teniendo más cosas para sentir placer. Como resultado, muchas personas se vuelven adictas a estas experiencias externas y necesitan tener cada vez más para sentir una felicidad de corta duración».

Esta visión del placer como algo momentáneo e intrascendente es problemática e inexacta en lo esencial. Está profundamente arraigada en la cultura occidental, que proviene de un pensamiento religioso que se remonta a varios milenios atrás, cuando el placer se asociaba con el pecado y una vida de excesos, y el cuerpo como fuente de maldad o debilidad humana. De hecho, abstenerse del sexo se consideraba una virtud. Esta visión binaria del cuerpo contra el alma formó la base del pensamiento filosófico, religioso, artístico e incluso científico durante siglos. Por desgracia, perdura hoy en día.

Pero mi mayor problema con esta visión es que implica que el placer es opcional y no tan valioso como, por ejemplo, la felicidad. Desde un nivel neurológico, nada podría estar más lejos de la verdad. El placer es esencial e imprescindible para nuestro bienestar emocional, físico y mental.

Nuestra ambivalencia sobre el placer es más obvia en nuestro conflicto con el sexo. Estamos profundamente conectados con el sexo, pero al mismo tiempo profundamente en desacuerdo con él, y a menudo malinterpretamos nuestros propios impulsos, necesidades y deseos. Juzgamos nuestros anhelos sexuales, infravaloramos nuestros deseos y nos aislamos de todo lo que nos ofrecen. Nos convencemos a nosotros mismos de que simplemente no lo necesitamos ni lo queremos. Este es un problema que pone de manifiesto nuestra infelicidad interior y por qué es tan necesario redefinir nuestra relación con el sexo y el placer.

Hacer que el sexo sea importante

Vivir sin placer no solo afecta a hombres y mujeres de mediana edad y mayores, sino también a los jóvenes de veinte, treinta y cuarenta años, a los que están en la llamada flor de la vida.

Matt es un joven guapo, dulce y muy profesional, que está constantemente revisando las aplicaciones de citas en busca de la mujer «perfecta». Tiene una docena de citas al mes y, aun así, su profunda sed de conexión no se ve saciada. Matt tiene relaciones sexuales con muchas mujeres, pero lo hace por diversas razones: entre ellas, en parte, porque cree que es lo que esperan sus citas y, por lo tanto, a veces tiene problemas para excitarse. (En contra de lo que puede parecer, los hombres jóvenes están entre los mayores consumidores de fármacos tipo Viagra). En estas primeras citas a menudo bebe más cócteles de la cuenta para relajarse, lo que a veces hace que experimente problemas de rendimiento inducidos por el alcohol y complica aún más su perspectiva de estas experiencias.

Hace años, a un joven como él le habrían diagnosticado problemas de intimidad o de compromiso y, hasta cierto punto, eso puede ser cierto. Pero lo que se vislumbra más allá es el contexto de Matt: está atrapado en un ciclo de búsqueda de placer (romántico y sexual) sin entender cómo y por qué no puede sentirlo. El ritmo desenfrenado de las citas modernas (la sensación de abundancia que crean las aplicaciones de citas), desemboca en unas circunstancias en las que es difícil aprender a conocerse, a construir el deseo, a saborear la conexión. Es un círculo vicioso: el ritmo de la vida moderna hace que sea más difícil reducir la velocidad lo suficiente para cultivar el placer y saborear la satisfacción.

Matt está exactamente en esta situación. Su capacidad de alcanzar la intimidad física y emocional está siendo secuestrada por un desequilibrio en los circuitos emocionales básicos de su cerebro. Lo que Matt no sabe es que su frenética búsqueda de la conexión se está interponiendo en su camino. En el trayecto, su deseo ha hecho sonar una alarma en el sótano emocional de su cerebro y, cuando esta alarma se enciende, su sistema sexual se apaga; de ahí su disfunción eréctil.

El propósito de ese sistema de búsqueda en el que Matt está atrapado es ayudarlo a adaptarse, a sentirse motivado y a ser resiliente. Pero si no sabe cómo dejar de buscar y aprender a disfrutar de lo que ya tiene, seguirá siempre buscando y nunca apreciará lo que la vida le ha dado. La perturbación anhedónica de Matt se manifiesta como una desconexión entre el exceso de búsqueda y la escasez de satisfacción. Las cálidas y confusas emociones que lo ayudarían a aplacar su búsqueda están fuera de su alcance. Por el contrario, está atrapado en la búsqueda y nunca alcanza la recompensa positiva y satisfactoria que le proporcionaría una relación real, la intimidad y la experiencia tranquilizante y de vinculación que le haría sentirse lo suficientemente seguro como para relajarse y poder disfrutar de un funcionamiento sexual espontáneo y delicioso.

Para resolver esta situación, Matt tiene que descubrir qué es lo que lo impulsa a buscar y no sentirse satisfecho nunca. El primer paso para él es tomar conciencia de los hábitos emocionales que subyacen a las «citas rápidas» y que hacen que pase constantemente de una persona a otra, sin tiempo para conocer a nadie en particular.

Matt es administrador de fondos de inversión. Todo en su mundo se mueve rápidamente en un flujo continuo e incesante de información sobre tendencias, noticias nacionales y globales que rastrear, decenas de correos electrónicos que enviar, inversiones que hacer y probabilidades que computar. Matt se ha acostumbrado a este ritmo y por eso depende de las emociones rápidas inherentes a su trabajo y de la excitación de asumir riesgos para ganar.

Pero en su vida privada, las estrategias que lo ayudan a ganar en los negocios lo boicotean a lo grande. Aunque no lo reconozcan, su pene y él saben que no están conectando con nadie. Matt también sabe que está atrapado en un círculo vicioso. Obsesionado con la búsqueda, no puede cambiar y reducir la velocidad lo suficiente como para pensar en elegir a una pareja adecuada que podría hacerlo feliz. Y su fácil acceso a las conexiones románticas o sexuales solo refuerza el bloqueo de la red cerebral que le permitiría encontrar un camino más profundo o más amplio hacia el placer.

Matt necesita romper el círculo y salir de su perturbación anhedónica tomando conciencia de cómo está interviniendo su cerebro en sus niveles inferior y medio en estos hábitos emocionales y de comportamiento. Luego tiene que aprender a reclutar conscientemente a su cerebro superior para cambiar el ritmo frenético de un estilo de vida que le impide profundizar en su capacidad de intimar con una pareja apropiada. Cuando se dé cuenta de los patrones de comportamiento que ha estado repitiendo de forma más o menos inconsciente, será capaz de aceptar mi entrenamiento para usar más su cerebro superior, empezar a ir más despacio y saborear la oportunidad de conocer a una persona sin la presión de precipitarse en el sexo. Y cuando elimine el hábito de precipitarse en la sexualidad, será capaz de dejar que su corazón y su cabeza descubran por quién se siente atraído, con quién está cómodo. Será entonces cuando su sexualidad se desarrolle sin problemas.

Las interrupciones en el sótano del cerebro, donde se generan las emociones centrales, también pueden afectar al sexo de otras maneras. Linda vino a verme por primera vez porque no tenía ningún deseo de sexo. Ella y su marido tenían unos cincuenta años. Sus hijos ya eran mayores y se habían ido de casa, a ambos les iba bien en el trabajo. Linda trabajaba para una organización benéfica nacional y su esposo, Phil, era un ejecutivo del mundo del entretenimiento. Se suponía que este iba a ser un buen momento en sus vidas para reconectar, me dijo Linda con frustración. Cuando le pedí que describiera lo que sentía sobre el sexo y sobre su marido, se le trababa la lengua.

Finalmente, dijo: «No entiendo lo que me pasa. Quiero desear tener sexo, pero no me apetece. Es lo último que se me pasa por la cabeza. Phil y yo solíamos follar muy a menudo. Pero ahora es como si la posibilidad de mantener relaciones sexuales fuera un pensamiento fugaz y momentáneo y, cuando llega el momento, el deseo se esfuma. Me siento enojada y furiosa la mayor parte del tiempo. Cualquier cosa me molesta. Phil es un buen tipo en general, pero estamos viviendo como si fuéramos compañeros de piso. Y muchas veces me siento resentida con él. Por cosas tontas. Al final acabo sintiéndome como una arpía. ¡No es divertido!».

Le pregunté si había algo más que la hiciese enfadar.

«Creo que estoy enfadada conmigo misma, con mi cuerpo, por no haber logrado todo lo que yo quería. Mis amigas me dicen que no es raro perder la libido después de la menopausia. No creo que sea eso».

Linda tenía razón. La menopausia puede ralentizar algunas de las funciones hormonales relacionadas con el sexo, pero no tiene por qué acabar con el deseo sexual. De hecho, para algunas mujeres, la menopausia es una época de renovación sexual porque hay más testosterona en proporción al estrógeno, lo que también explica por qué algunas mujeres se vuelven más ardientes (y les sale más vello corporal) en la menopausia.

Después de un par de sesiones, Linda y yo comenzamos a entender mejor su ira. De hecho, ese fue el hilo que finalmente nos llevó a una explicación sobre su falta de deseo: estaba demasiado enfadada para disfrutar del sexo.

Estaba agotada por los muchos años dedicados a cuidar de los demás, criando a sus hijos mientras trabajaba y ahora atendiendo a sus padres ancianos. Estaba cansada de centrarse en los demás para excluirse a sí misma. Estaba a la defensiva y no tenía ganas de conectar. En el fondo, su rabia nos estaba proporcionando información, lo cual era positivo. Nos avisaba de que había llegado el momento de hacer un cambio. Después de años sin ocuparse de satisfacer sus propias necesidades, Linda recurría a la ira para evitar sentirse débil y vulnerable. La menopausia suele llegar en un momento en que las mujeres se transforman en muchos sentidos y necesitan hacer grandes cambios. Por lo tanto, si bien es probable que la menopausia no fuese la causa de la ira o la falta de deseo sexual de Linda, tiene sentido que su frustración estuviera llegando a un punto crítico en ese momento de su vida. Pero los grandes cambios en los que Linda debía concentrarse consistían en escuchar su ira y rastrearla hasta sus raíces. Esta intensa emoción era una pista y le proporcionaría información valiosa a medida que ella trazase su camino de regreso al deseo de sexo y placer.

En resumen, Linda tenía que quitarse las gafas de la ira para poder replantearse cómo veía a los demás, cómo se relacionaba con ellos y reflexionar sobre sus propios recuerdos. Hasta ese momento, su ira había estado distorsionando su percepción de todo. Y alguna vez, un poco de ira pudo haber impulsado su comportamiento sexual; por ejemplo, recordaba que al principio de su matrimonio ella y su esposo solían pelearse y luego practicaban sexo para reconciliarse. Pero de eso ya habían pasado muchos años. Ahora Linda estaba agotada por la ira constante y el estrés resultante de años de descuidarse a sí misma. Su resentimiento acumulado había llegado a un punto de ebullición y, con ello, su acceso a su sensualidad y sexualidad lúdica estaba bloqueado.

Para salir de ese estado defensivo, Linda necesitaba sentirse segura y relajarse lo suficiente a fin de que su deseo sexual innato resurgiera. Para empezar, yo tenía que ayudarla a expresar su ira de manera segura. Si reconocía su derecho a sentirse enojada y comprendía que la ira tiene una función positiva para llamar su atención sobre lo que está desequilibrado, podría ser más consciente, prestar atención y tolerar los sentimientos sin caer en conductas de enojo y distanciamiento que saboteasen sus conexiones y su alegría. Este fue el primer paso de su proceso de curación. Después, sería capaz de sentirse relajada y receptiva a su deseo innato de conectar, sexualmente y de cualquier otra manera.

Matt y Linda no están solos: muchos hombres y mujeres tienen patrones de comportamiento similares en los que las cuestiones emocionales que alimentan su anhedonia se manifiestan en problemas sexuales. Estas emociones esenciales son las poderosas fuerzas negativas del miedo, la ira y la tristeza, emociones defensivas que existen para señalar la amenaza y protegernos del peligro potencial. Pero tenemos otras emociones esenciales que son igual de potentes: las emociones afiliativas de conexión, incluyendo la lujuria, el cuidado y el juego. Otro impulso emocional primario, llamado búsqueda, interactúa con las emociones defensivas y afiliativas y nos empuja a salir al mundo para que cubramos nuestras necesidades básicas. Juntos, estos sistemas neuronales forjan la base de nuestras mentes emocionales, por así decirlo. Y aunque siempre sabemos lo que hay en nuestras mentes, no siempre sabemos en qué mente estamos. ¿Estamos atrapados en el sótano? ¿O ignorando el funcionamiento automático de nuestra mente de nivel medio? ¿O le estamos sacando el máximo rendimiento a nuestro cerebro superior?

Como vemos con Matt, cuando el sistema de búsqueda está hiperactivo, no podemos disfrutar de lo que hemos estado buscando. Lo mismo ocurre con Linda: cuando las emociones defensivas como la ira dirigen el espectáculo, tenemos poco o ningún acceso a los sistemas de afiliación que son nuestra fuente de alegría, diversión y conexión, todo aquello que hace que la vida sea placentera. Juntos, todos estos impulsos emocionales esenciales están presentes en nuestro día a día a lo largo de toda la vida, y su forma más vívida de expresarse es a través del sexo.

Mis pacientes representan a la gran mayoría de las mujeres y hombres que tienen trastornos sexuales, desde pérdida del impulso o el deseo hasta penes que no funcionan, pasando por la incapacidad para llegar al orgasmo, alcanzar el orgasmo demasiado pronto o sufrir dolor durante las interacciones sexuales. La estimación de cuántos individuos sufren problemas sexuales varía mucho, dependiendo de cómo se definan estos «problemas» y de cómo se recoja la información, así como de otras muchas variables. Baste decir que se cree que los problemas sexuales se encuentran entre los trastornos psicológicos más comunes que afectan a la población general. Los expertos en sexo nos dicen que la causa de la incapacidad de disfrutar del sexo es la disfunción sexual, provocada por la edad, los trastornos hormonales u otras enfermedades como la hipertensión, la diabetes, las enfermedades cardíacas o la depresión. Y sí, todas estas condiciones juegan un papel en el declive sexual. Sin embargo, las causas subyacentes de las disfunciones sexuales que impiden el deseo y la capacidad de respuesta se pueden rastrear hasta el cerebro y su forma de procesar las emociones. Por eso el sexo es una herramienta tan poderosa para desenredar nuestra misteriosa relación con el placer, las complicadas redes neuronales que hacen que el dolor y el placer sean interdependientes, y la danza de emociones que subyacen en todos los aspectos de nuestra vida.

Para reclamar de verdad el placer en nuestra vida, especialmente en nuestra vida sexual, debemos entender cómo nos impulsan las emociones que operan en el cerebro.

2

La ruta sexual para entender el placer

El cerebro no solo es el centro de mando del sexo, sino también un generador de placer. Estas dos funciones, permitir que el sexo ocurra y prepararnos para experimentar el placer del sexo, están inextricablemente ligadas en el cerebro y el cuerpo. Es por eso por lo que durante los últimos doce años he estado trabajando en el laboratorio para estudiar lo que sucede en el cerebro durante el sexo.

Como muchos científicos antes que yo, comencé mi investigación usándome como conejillo de Indias para mis propios estudios. Había pasado horas interminables realizando estudios de imágenes de resonancia magnética funcional de cerebros de mujeres en pleno orgasmo para entender mejor cómo se desarrolla en el cerebro el placer (en su manifestación máxima, el orgasmo). Los mundialmente famosos científicos del sexo Barry Komisaruk y Beverly Whipple colaboraron en el estudio inicial, y yo me uní al equipo para continuar el trabajo.

Mis primeros resultados mostraron claramente que, a pesar de la participación del cuerpo en la producción y la experiencia del orgasmo, el cerebro también vive una experiencia muy intensa.[19] De hecho, mi investigación demostró que a medida que la estimulación genital conducía al orgasmo, numerosas regiones cerebrales involucradas en el procesamiento de las sensaciones, las emociones, las recompensas y el placer se activaban, y que cada vez eran más numerosas las áreas cerebrales iluminadas, hasta que en el momento cumbre del orgasmo el cerebro parecía un árbol de Navidad. Capturar esta evidencia de flujo sanguíneo al cerebro también mostró que un orgasmo no solo es agradable, sino que incluso es bueno para nosotros. Estamos diseñados para experimentar placer.

Uno de los objetivos originales de mi investigación era llenar el enorme vacío en la literatura científica sobre el cableado sensorial básico de los genitales femeninos. Todavía me resulta difícil creer que este trabajo tan básico e importante no se haya realizado hasta 2011, cuando publicamos un estudio que mapeó de forma sistemática las proyecciones del clítoris, la pared anterior de la vagina, el cuello del útero y el pezón en la corteza somatosensorial (el área de la corteza del cerebro, en mujeres y hombres, que se activa con cualquier tipo de tacto). Esta es la misma área del cerebro que procesa la información de las partes del cuerpo sensibles a la temperatura y al dolor. La corteza somatosensorial a veces está representada por una figura llamada homúnculo sensorial u «hombrecito» (que parece un Mick Jagger de dibujos animados), todo labios, dedos y pene. Desde que el neurocirujano Wilder Penfield cartografió originalmente la corteza somatosensorial en la década de 1950, no se había avanzado mucho a la hora de

19. Barry R. Komisaruk, Nan Wise, Eleni Frangos y Kachina Allen, «An fMRI Time-Course Analysis of Brain Regions Activated during Self-Stimulation to Orgasm in Women». Resumen. Society for Neuroscience (2010). Número de programa 285.06.

afinar la representación de los genitales en la corteza somatosensorial.[20] Y aún menos se sabía sobre lo que algunos han llamado la hermunculus, o «mujercita», en el cerebro. Y sin embargo, esta área poco estudiada tiene implicaciones clínicas importantes, no solo para el tratamiento de los trastornos de dolor pélvico, disfunciones sexuales como la incapacidad para el orgasmo (anorgasmia), relaciones sexuales dolorosas (dispareunia) y bajo deseo sexual (trastorno de deseo sexual hipoactivo), sino también a la hora de establecer de qué forma afectan estas disfunciones a nuestro bienestar general.

Mi investigación se centró en lo que sucede en el cerebro durante la estimulación genital y el orgasmo, comenzando por observar los orgasmos desde todo tipo de ángulos: a través de la autoestimulación del clítoris, la estimulación vaginal, la estimulación cervical, e incluso los que se producen con el pensamiento.[21] A través de mis contactos, desarrollé un grupo único de participantes para nuestros

---

20. Cuando los primeros cartógrafos del cerebro exploraron las conexiones de las corticales sensoriales y motoras durante la cirugía cerebral realizada para tratar la epilepsia (Wilder Penfield y Theodore Rasmussen, «The Cerebral Cortex of Man: A Clinical Study of Localization of Function», *The Journal of the American Medical Association* 144, n.º 16 [1950]: 1412), la estimulación eléctrica de la superficie del cerebro en la región del lóbulo paracentral, lo que hemos llamamos la corteza sensorial genital, dio lugar a que los pacientes afirmaran que eran conscientes de las sensaciones en el pene (no se estudiaron pacientes mujeres), pero no dijeron que las sensaciones fueran de naturaleza erótica. No está del todo claro si esto se debió simplemente a que les daba vergüenza reconocer que estaban excitados sexualmente o si el contexto de tener el cráneo abierto y estimulado por electrodos en un quirófano no era propicio para experimentar sensaciones sexuales; o si la experiencia erótica implica otras regiones de procesamiento sensorial adicionales.

Después de la publicación de nuestro trabajo, «Women's Clitoris, Vagina, and Cervix Mapped on the Sensory Cortex: f MRI evidence», otros investigadores comenzaron a integrar nuestros hallazgos en sus estudios y a llamar la atención sobre la necesidad de seguir investigando las diferencias entre los sexos en la representación del cuerpo en el cerebro. Ver Paula M. Di Noto y otros, «The Hermunculus: What Is Known about the Representation of the Female Body in the Brain?». *Cerebral Cortex* 23, n.º 5 (2012): 1005–1113.

21. Nan Wise, «Genital Stimulation, Imagery, and Orgasm: An fMRI Analysis». Doctorado, Rutgers University, Newark, 2014.

estudios (mujeres y hombres que experimentaban una vida sexual altamente placentera y satisfactoria basada en su funcionamiento sexual y en la comprensión de sus propios sistemas de placer). Mis «damas y caballeros del laboratorio» pusieron su cuerpo y su cerebro al servicio de la exploración científica.

Mis experimentos iniciales apoyaron claramente la idea de que la «mente» es el órgano sexual más poderoso de todos.[22] Cuando les pedí a mis participantes simplemente que pensaran en la estimulación de los genitales, los resultados indicaron que experimentaban una excitación sexual subjetiva y que sus cerebros mostraban una activación significativa de las regiones sensoriales y de recompensa. Pensar en un espéculo que se introduce en la vagina no tiene ningún efecto en el cerebro, ¡mientras que imaginar la introducción de un consolador lo ilumina como si estuviera respondiendo a una estimulación placentera de los genitales!

Los escaneos mostraron activaciones del lóbulo paracentral, donde están representadas las sensaciones de los genitales.[23] También mostraron una mayor activación del núcleo accumbens, que es la zona cero del sistema de placer/recompensa del cerebro. Todo lo que es agradable activa este centro de placer, como la comida, el sexo, las drogas y el rock and roll. Lo que este estudio demostró es que estas áreas cerebrales se activan solo con pensar en el sexo, cosa que confirma en última instancia lo poderoso que es el órgano sexual del cerebro.

---

22. Nan Wise, Eleni Frangos y Barry R. Komisaruk, «Tactile Imagery Somatotopically Activates Genital Sensory Homunculus: fMRI Evidence». Resumen. Society for Neuroscience (2010). Número de programa 800.6.

23. Nan Wise, Eleni Frangos y Barry R. Komisaruk, «Activation of Sensory Cortex by Imagined Genital Stimulation: An fMRI Analysis», *Socioaffective Neuroscience & Psychology* 6, n.º 1 (2016): 31481.

Mientras que un puñado de científicos han estudiado el cerebro durante el comportamiento sexual real (la mayoría se centran en la etapa de excitación), mi investigación se centra en el orgasmo como un gran evento cerebral que interconecta regiones dispares, incluyendo el complicado sistema de placer multidimensional.

Mis estudios indican que el cerebro se activa de una forma tan amplia e intensa por el orgasmo, infundiendo oxígeno a casi todas las regiones, que el orgasmo puede servir como el mejor «ejercicio» posible para el cerebro.[24] Mi investigación también indica que la incapacidad de experimentar esta liberación nos roba una forma crucial de desestresarnos y mantener nuestro cuerpo, nuestras emociones y nuestro cerebro regulados y en sincronía. Puede que trabajar nuestro cerebro sexual sea tan importante para nuestra salud en general como lo es entrenar nuestro cuerpo físico. ¿La gran ventaja? ¡Estos estudios dan soporte científico a los beneficios del placer para el cerebro!

En el momento en que el orgasmo inunda el cerebro con oxígeno, lo cual es fundamental para la salud, también crea una cascada de neurotransmisores y neurohormonas nutritivos que bañan el sistema nervioso con moléculas curativas potentemente positivas. El cerebro tiene su propio sistema interno de bienestar, analgésicos endógenos (producidos por el propio cerebro) y moléculas reguladoras del estado de ánimo que mejoran el bienestar y favorecen la función hormonal (endocrina) y física en general. Todas estas funciones apuntan a la razón por la que tenemos un sistema de placer interconectado.

24. Nan Wise, Eleni Frangos y Barry R. Komisaruk, «Brain Activity Unique to Orgasm in Women: An fMRI Analysis». *The Journal of Sexual Medicine* 14, n.º 11 (2017): 1380–1391.

Con esta investigación también quería entender mejor la respuesta sexual femenina, que estaba muy poco estudiada, y cómo interviene en ella el cerebro.[25] Observé cómo respondían mis damas del laboratorio bajo dos condiciones diferentes: el orgasmo provocado al estimular sus propios genitales y el inducido por la estimulación por parte de su pareja. Mis resultados hasta ahora indican que no hay diferencias significativas en la respuesta del cerebro dependiendo de cómo se crea el orgasmo. Este hallazgo fue importante porque los únicos dos laboratorios en el mundo que habían estudiado el orgasmo habían obtenido resultados muy diferentes, probablemente debido a las diferencias en sus métodos experimentales. Nuestro primer ensayo utilizó orgasmos experimentados a través de la autoestimulación. El otro grupo que utilizó el escáner PET informó de una disminución de la actividad en ciertas regiones cerebrales (frontales) cuando el orgasmo se producía gracias a la estimulación de la pareja. Mi propio trabajo de disertación trató de resolver esta discrepancia en la literatura comparando los orgasmos provocados por ambos tipos de estimulación, los proporcionados por uno mismo y los proporcionados por una pareja; nuestros resultados mostraron que los orgasmos, sin importar cómo se alcancen, reflejan toneladas de actividad en todo el cerebro, incluyendo las regiones frontales. Las redes neuronales específicas están diseñadas para generar orgasmos y provocar placer, y ambas cosas son cruciales para el funcionamiento saludable de nuestro cuerpo-cerebro.

---

25. El único otro laboratorio de investigación que ha estudiado los correlatos cerebrales del orgasmo (Janniko R. Georgiadis y otros, «Regional Cerebral Blood Flow Changes Associated with Clitorally Induced Orgasm in Healthy Women», *European Journal of Neuroscience* 24, n.º 11 [2006]: 3305-3316) encontró desactivaciones en las regiones corticales frontales utilizando tomografías por emisión de positrones (TEP), mientras que nuestros estudios anteriores indicaban una activación frontal general asociada con el orgasmo. Mi disertación trató de resolver esta discrepancia en la literatura.

La simbiosis del dolor y el placer

Gran parte de nuestra creciente comprensión de lo que permite el placer (nuestro impulso hacia él y nuestra capacidad para experimentarlo y recordarlo) proviene de la más abundante investigación sobre el dolor. Cuando observamos el circuito del placer más de cerca, descubrimos que los caminos del placer y el dolor están estrechamente entrelazados.

Esta relación interdependiente entre el placer y el dolor es parte de nuestra red de supervivencia: estamos diseñados para sentir ambas cosas a fin de protegernos.[26] El placer y el dolor, interconectados en el cerebro, funcionan juntos como señales para que prestemos atención y nos acerquemos a las cosas que satisfacen nuestras necesidades y evitemos lo que nos perjudica. Cuando estas señales se interrumpen o funcionan mal, nos sentimos más vulnerables y ansiosos, y desconfiamos de nuestra capacidad de cuidarnos a nosotros mismos: todos ellos, síntomas de anhedonia. Sentir y registrar el dolor y el placer es fundamental, en el sentido de que nos ayuda a mantenernos en pie y en equilibrio. Ambos son necesarios para la plena experiencia del placer y constituyen la base de una vida que valga la pena vivir.

---

26. Como señalan Morten L. Kringelbach y otros en *The Pleasure Center: Trust Your Animal Instincts* (Nueva York, Oxford University Press, 2009):

> Y no solo nuestro cerebro y nuestro cuerpo están diseñados para experimentar las sensaciones de dolor y placer, sino también para aprender (y, a su vez, ser modificados y moldeados) de experiencias tanto dolorosas como placenteras. En lugar de ignorar o luchar contra estos impulsos hacia el placer, podríamos considerar lo importante que es esta información para guiarnos hacia el placer de comer cuando se tiene hambre, de beber cuando se tiene sed, de tener relaciones sexuales cuando se está excitado, de buscar la conexión social y emocional cuando se está solo, de disfrutar de la ternura de cuidar de uno mismo y de los demás, y por último, pero no por ello menos importante, de buscar los placeres del juego que alimentan los sentimientos de alegría social.

Mientras que el sistema de dolor tiene su propio transmisor, diseñado para registrar los daños sufridos por el cuerpo, los impulsos sensoriales y emocionales que se envían y reciben se superponen con los que se utilizan para transmitir placer.[27] Todos los mamíferos jóvenes tienen incorporadas vías de dolor que están diseñadas tanto para captar los estímulos dolorosos como para eliminarlos con sustancias químicas que aumentan el placer. Estos mecanismos inhibidores del dolor estimulan las regiones del cerebro que a su vez liberan sustancias opioides internas (endorfinas y encefalinas), que nos hacen sentir bien. Así que, aunque el dolor es una información clave para la supervivencia y tiene su propia línea directa con el cerebro, indicándonos que luchemos, huyamos o nos quedemos inmóviles, los mecanismos de alivio del dolor que son inherentemente placenteros también están conectados para protegernos de esta inmovilización. De hecho, la forma en que funciona nuestro sistema opioide apareció en mi propia investigación cuando vimos que la estimulación genital y el orgasmo activan las mismas regiones del cerebro. Esta activación de las vías del dolor y del placer es una prueba muy clara del origen biológico del efecto analgésico de la estimulación genital. De hecho, esta es una de las formas en que nuestros opioides internos ayudan a regular el dolor en el parto, cuando se liberan ciertas sustancias neuroquímicas para amortiguar lo que aún podría ser más doloroso. Esta tensión entre el dolor y el placer es muy evidente en la sexualidad de las personas que disfrutan de prácticas sadomasoquistas, como ser azotados por placer. A nivel psicobiológico, las personas que obtienen satisfacción a través del dolor tienden a necesitar más estimulación que aquellas para las que la estimulación intensa es excesiva, todo lo cual apunta a las muchas gradaciones de las

27. Masanori Otsuka y Mitsuhiko Yanagisawa. «Pain and Neurotransmitters», *Cellular and Molecular Neurobiology* 10, n.º 3 (1990): 293–302.

sensaciones: lo que estimula a una persona puede ser doloroso para otra y viceversa.

A esta conexión entre el dolor y el placer se añade nuestra dificultad para tolerar las sensaciones negativas. A la primera señal de dolor, nos tomamos una aspirina. A la primera señal de malestar emocional, puede que alguien nos diga que nos tomemos un antidepresivo. De hecho, nuestra cultura nos empuja a no sentir demasiado de nada. En realidad, esta actitud ante lo que nos resulta incómodo apunta a una idea equivocada sobre cómo experimentamos el placer.

Cuando evitamos el dolor, también aprendemos a evitar el placer, alejándonos de las experiencias sensuales o sexuales que podrían elevar nuestro deseo. En lugar de eso, nos ponemos a la defensiva, como Linda. Míralo de esta manera: la mayoría de las personas, cuando pierden una mascota y lloran su pérdida, vuelven a buscar el placer de tener otra mascota. En cambio, las personas cuya intolerancia al dolor es insoportable evitan estos sentimientos por completo y no quieren tener otra mascota nunca más. Si estás atrapado en la búsqueda de placer y tratas de evitar la incomodidad o el dolor emocional, te arriesgas a que tu experiencia de placer se diluya y se adormezca aún más.

En otras palabras, tanto el dolor como el placer tienen una utilidad: ambos están destinados a sostener la homeostasis de nuestro cuerpo-cerebro.[28]

Nuestra tendencia a evitar sentir demasiado dolor o placer resulta sorprendentemente obvia cuando los clientes vienen por primera vez a terapia y parecen desconectados de cualquier tipo de conciencia de las sensaciones de sus cuerpos. Es difícil conseguir

28. Siri Leknes e Irene Tracey. «A Common Neurobiology for Pain and Pleasure», *Nature Reviews / Neuroscience* 9, n.º 4 (2008): 314–320.

que respondan a una sencilla pregunta: «¿Qué estás notando en tu cuerpo mientras hablamos sobre este tema?». Sus miradas vacías en respuesta a mi pregunta lo dicen todo. Mi trabajo me ha enseñado que la capacidad de notar, experimentar y tolerar las sensaciones del cuerpo que acompañan a los pensamientos es fundamental para potenciar la plenitud y el bienestar. Vivimos tanto en nuestros pensamientos, en las interpretaciones de nuestras experiencias, esfuerzos y expectativas que no nos damos cuenta de lo que nos está sucediendo en el cuerpo. Y cuando nos ocupamos de nuestro cuerpo, a menudo nos vemos atrapados en el deseo de que las cosas sean diferentes en lugar de sentir placer por cómo son. Cuando las señales del cuerpo se interrumpen, el resultado es que no hay resultado. No hay respuesta. No hay inspiración para la imaginación. No hay cosquilleo. No hay deseo. Este estado de anhedonia es habitual en las personas que han perdido el contacto con la capacidad de sentir placer.

El panorama general

Basta con decir que estamos empezando a desentrañar la complicada cuestión de cómo se conectan el cerebro y el cuerpo durante el sexo y también la forma en que nuestro cerebro actúa como un poderoso mediador en nuestra experiencia de placer. Aunque sabemos que nuestro cerebro participa y contribuye en el sexo, mi investigación indica que nuestro cerebro controla en gran medida el sexo y el placer. A medida que la evidencia crece, la idea de que el órgano sexual más importante es el cerebro parece más exacta de lo que podríamos haber imaginado. Y las implicaciones de la conexión cerebro-cuerpo relacionadas con el orgasmo y el placer sexual son simplemente enormes.

Entonces, ¿qué aportan esta investigación y estos descubrimientos al panorama general? El cerebro tiene las respuestas a nuestros problemas sexuales y probablemente esto explica cómo podemos volver a encontrar nuestro camino hacia el placer, sea sexual o de cualquier otro tipo. ¿Por qué? El placer sexual es la encarnación de una respuesta no condicionada. No tenemos que pensar en él: está incorporado en nuestro cerebro-cuerpo para que busquemos el sexo de forma instintiva. Igual que no necesitamos aprender a comer y beber, igual que sabemos de forma inherente que debemos temer y evitar el dolor, también estamos diseñados para buscar sexo. El sexo es un placer necesario para la supervivencia de la especie. Aunque la experiencia y el aprendizaje favorecen el desarrollo de nuestra sexualidad a lo largo de nuestra vida y pueden ayudar o dificultar su expresión, la capacidad de obtener placer de nuestros genitales y convertirnos en seres sexuales es parte del equipo básico que viene con el ser humano.

Lo que empecé a comprender a medida que profundizaba en la investigación neurocientífica fue que sabemos muy poco sobre los bloques de construcción emocional básicos de nuestro cerebro, particularmente en lo que respecta al placer.[29] Sin embargo, lo que vi en la resonancia magnética me llevó a formular la hipótesis de que al comprender cómo funcionan estos sistemas en el cerebro y en la vida de las personas (es decir, mis pacientes), tenía una oportunidad única de comprender cómo estamos diseñados y cómo podemos recuperar la necesidad y el deseo innatos de placer. Supuse que la anhedonia era el resultado, en parte, de un desequilibrio en estos sistemas emocionales centrales. Tratar de persuadirnos a nosotros mismos a

---

29. El núcleo de los sistemas emocionales a los que me refiero aquí proceden del trabajo pionero del neurocientífico Jaak Panksepp, que trazó un mapa de siete sistemas operativos emocionales centrales que se describen en detalle en el capítulo 3. Jaak Panksepp, *Affective Neuroscience: The Foundations of Human and Animal Emotions* (Nueva York, Oxford University Press, 2004).

través de técnicas de arriba hacia abajo que se basan en las habilidades de pensamiento del cerebro superior no puede ayudarnos a relajarnos y sentirnos bien. Cuando esto ocurre, todos sabemos lo que debemos hacer: más ejercicio, perder peso, preocuparnos menos, centrarnos en lo positivo, cambiar los pensamientos autodestructivos y una larga lista de cosas. Pero por mucho que sepamos qué hacer, con demasiada frecuencia no somos lo suficientemente eficaces para poner a trabajar nuestra atención y nuestra actitud e implementar estos cambios. Eso es porque no sabemos que la región inferior de nuestro cerebro, cuyo sistema emocional no está equilibrado, boicotea nuestros pensamientos, sentimientos y conductas. Necesitamos utilizar otros recursos del cerebro para regularnos.

Ayudar a las personas a reequilibrar sus sistemas emocionales descontrolados de manera que pudieran experimentar placeres más satisfactorios en general, incluyendo el buen sexo en particular, fue la tarea que tuve que realizar una y otra vez en mi consulta. Hombres y mujeres que habían llegado frustrados, deprimidos y al límite de la desesperación debido a la falta de deseo sexual o problemas de funcionamiento, no solo pudieron redescubrir el gran gozo del placer sexual, sino que también llegaron al fondo de sus problemas físicos, psicológicos y de pareja que se habían interpuesto en su camino.

¿Qué es el sexo, de todos modos?

Antes de introducirnos bajo el capó (es decir, dentro del cerebro) para entender cómo se bloquean el sexo y el circuito del placer, creo que es importante que tengamos claro qué es el sexo. Cuando imparto cursos de sexualidad humana a estudiantes universitarios y de posgrado, siempre comienzo haciéndoles una pregunta: «¿Qué es el sexo?».

La mirada de confusión en sus caras no tiene precio. «*¿Acaso no sabemos todos lo que es el sexo?*». El subsiguiente silencio en el aula habla por sí mismo.

Creo que los estudiantes son más positivos en cuanto al sexo que la mayoría de las personas, pero aun así necesitan un entorno seguro para hablar de ello de forma abierta. Antes de explicar la definición de sexo, inicio un debate sobre la importancia de tener un entorno seguro y respetuoso para hablar sobre cuestiones delicadas de la sexualidad (ya sea con estudiantes universitarios o graduados en sexología clínica).

Un valiente suele ser el primero en hablar, probablemente el chico que se está graduando en estudios LGBTI. «El sexo es la intimidad entre dos personas que generalmente culmina con algún tipo de implicación de los órganos sexuales. El sexo es cuando tenemos sexo con otras personas. Ya sabes… Sexo».

Eso es genial, le respondo. ¿A qué te refieres con «los órganos sexuales»? ¿Estás hablando de los genitales? ¿El sexo siempre implica algún tipo de contacto con los genitales de otra persona?

Otra vez, silencio.

Presiono aún más. «¿Qué significa exactamente tener sexo con otras personas?».

Comienza la lista de actividades sexuales. Todos están de acuerdo de antemano en que tener relaciones sexuales es tener sexo. «Así que, tener relaciones sexuales es tener sexo. ¿Qué hay del sexo oral? ¿Es eso sexo?».

La clase está dividida. Algunos dicen que sí, otros no están de acuerdo.

Luego pregunto: «Los que no creen que el sexo oral sea sexo, ¿se molestarían con su pareja si él o ella lo practicara con otra persona?».

Después de sonrojarse un poco, todos están de acuerdo en que hacer mamadas o comer coños probablemente implica sexo.

«¿Y qué hay del *sexting*?».

De nuevo, la clase está dividida. Y de nuevo, aquellos que no piensan en el *sexting* como sexo, cuando se les pregunta, están de acuerdo en que se preocuparían si su pareja se dedicara a intercambiar mensajes sexuales con otra persona.

Hmm. Interesante. Mis alumnos parecían sugerir que el *sexting* no implica tocar los genitales de otra persona ni ningún otro contacto en el sentido físico de la palabra. Por lo tanto, una cosa es hablar de sexo en general y otra pensar en nuestro nivel de comodidad cuando nuestras parejas hacen cosas que no definimos particularmente como sexuales. Claramente, la forma en que definimos estos términos es subjetiva.

Así que sigo con otra pregunta: ya que estamos con el tema de si el sexo implica contacto físico con los genitales de otra persona, ¿creéis que esto es siempre así? ¿El sexo siempre implica algún tipo de contacto con los genitales? ¿Significa que tiene que haber algún tipo de fricción?

Les gusta esa idea. Uno de los estudiantes sugiere que es una buena definición del funcionamiento del sexo: genitales más fricción es igual a sexo. «Entonces, ¿besarse es hacer sexo? Ya sabes, un beso francés, con lengua y todo».

De nuevo, la clase está dividida.

Pasamos otra vez a la pregunta de la pareja. «Si tu pareja se estuviera besando con otra persona, ¿te estaría siendo infiel?».

Acuerdo unánime: besar es ser infiel, especialmente si es con lengua, ya que también es una forma de sexo.

Bien, ahora hemos establecido que el sexo no tiene por qué implicar la participación de los genitales: los labios y la lengua pueden ser suficientes. Entonces, ¿el sexo tiene algo que ver con la conexión? ¿Con la intimidad?

Empezamos a desarrollar el concepto de que el sexo va más allá de los actos y los comportamientos, y se expande hasta llegar a algún tipo de conexión entre las personas que lo practican. La intimidad emocional, la cercanía, el desamparo, la vulnerabilidad, el miedo, la incomodidad: todos estos aspectos forman parte de la sexualidad.

Continúo. «Entonces, ¿el sexo está relacionado con la intimidad con otras personas? ¿Qué pasa con la masturbación? ¿Es sexo? Supone contacto genital y fricción. ¿Es sexo, si lo tienes contigo mismo?».

Una cosa buena de la masturbación, a diferencia del sexo con otras personas, es que no hay problemas de comunicación. Sabemos lo que nos gusta. Sabemos cómo hacer el trabajo, al menos en teoría.

Risas nerviosas.

Y aún hay más. Nuestras opiniones acerca de la masturbación pueden ser diversas, pero mi experiencia me dice que todo el mundo necesita aprender a tocar su propio instrumento antes de tocar en una banda. Nos aporta una información muy importante para ir descubriendo y estableciendo nuestro propio camino de placer.

Vemos el tráiler de un documental llamado *A Sexplanation* en el que el director, Alex Liu, que donó un orgasmo a la ciencia en uno de mis estudios, da la vuelta al mundo hablando de sexo. Incluye una entrevista con un sacerdote católico gay que vive en Berkeley. El sacerdote dice que hay sexo y luego hay SEXO.

SEXO en mayúsculas es lo que, al parecer, los alumnos de mi clase no quieren que sus parejas hagan con otras personas; mientras que el sexo en minúsculas, como lo describe el sacerdote, significa que todos somos intrínsecamente sexuales, que siempre estamos conectando, que vivimos en comunión con otros. Los alumnos parecen estar entendiendo la diferencia. El sexo es más que los genitales, más que la fricción. El sexo es complicado. El sexo significa diferentes cosas para diferentes personas. Ser sexual es intrínseco al ser humano. Nacemos ya programados para buscar la conexión sexual. Nacemos con la capacidad de encontrar placer con y a través de la conexión con nuestro cuerpo y el de otras personas. Incluso los bebés en el útero tocan sus propios genitales. ¿Por qué? Porque es agradable. De hecho, lo que es agradable atrae la atención de nuestro cerebro.

Somos seres intrínsecamente sexuales.

Cuando nos enamoramos, la mayoría de nosotros sentimos cómo se magnifica este rol inherente a nuestra naturaleza. Las interacciones con otras personas se impregnan de una luz inusual, ya sea con el encantador camarero de Starbucks, el descarado empleado de Costco o el apuesto tipo de la tintorería local. Esta sensación agradable se debe a una ligera energía sexual generalizada que está siempre presente en nuestra vida diaria como seres vivos y sexuales. A veces encontramos esa luz fuera de la química de una nueva relación, en momentos en los que nos sentimos profundamente conectados con alguien que nos ha escuchado atentamente o con quien nos sentimos identificados en un momento inesperado y auténtico. Por eso algunos consideran a este tipo de sexo en minúsculas un intercambio de energía espiritual: un momento en el que los límites se difuminan y los sentimientos se conectan aunque llevemos la ropa puesta.

Pero, a pesar de todas estas concepciones del sexo que compiten entre sí, ¿cuál es la característica común que subyace a todas nuestras preguntas y respuestas? El sexo siempre tiene que ver con el placer: quererlo, buscarlo, necesitarlo, disfrutarlo. Es tanto físico como emocional. Se produce en el cuerpo y, ahora lo sabemos, también en el cerebro. En las páginas siguientes, vamos a ver cómo el sexo y el placer emergen del cerebro en primer lugar como emociones y, más tarde, en última instancia, como experiencia sentida a través del cuerpo.

3

Las emociones centrales en el sótano del cerebro

En su nivel más básico, podríamos decir que nuestro cerebro tiene tres partes: el robot, que incluye nuestro sistema límbico, diseñado para defendernos, protegernos y cuidar nuestra supervivencia, y que funciona de forma automática y sin necesidad de pensamiento consciente; el nivel medio, donde almacenamos los recuerdos emocionales más importantes y las respuestas condicionadas que conforman el aprendizaje básico y la adaptación, y, por último, la parte superior del cerebro, con el córtex prefrontal en el centro, que se encarga de dirigir la conciencia, los pensamientos y acciones conscientes, y la toma de decisiones de orden superior en torno a nuestros comportamientos.

Mi conocimiento de los sistemas de procesamiento del cerebro procede en parte de mi trabajo con un increíble neurocientífico, Jaak Panksepp. El trabajo de Panksepp está cambiando el paradigma debido a su rigurosa exploración científica de la conectividad del cableado emocional en los animales y la forma en que esto se relaciona directamente con los circuitos emocionales básicos del cerebro humano.[30] Aunque Charles Darwin abrió este camino por primera vez en 1872 con *La expresión de las emociones en el hombre y en los animales*, donde documentó las similitudes de las emociones primarias de miedo, ira, dolor, alegría y juego en las diferentes especies, la historia de la psicología está repleta de ejemplos de resistencia a aceptar que los animales también pueden experimentar emociones.

Pero eso es exactamente lo que demostró el trabajo de Panksepp.[31] Identificó siete emociones centrales (o sistemas emocionales) contenidas en las regiones subcorticales «antiguas» del cerebro de los mamíferos. Demostró a través de repetidos estudios que este cableado nos impulsa a satisfacer nuestras necesidades y a mantenernos alejados de los peligros. Estableció que todos los mamíferos tienen circuitos superpuestos pero distintos enterrados en las partes profundas y antiguas del cerebro que, cuando se estimulan en laboratorio (químicamente o con una débil corriente eléctrica), evocan emociones específicas (respuestas que nos llevan a interactuar con el mundo) para satisfacer nuestras necesidades. Estos sistemas emocionales centrales (BÚSQUEDA, MIEDO, IRA o RABIA, PÁNICO/TRIS-

---

30. Panksepp, *Affective Neuroscience;* Charles Darwin, *La expresión de las emociones* (Pamplona, Laetoli, 2019).

Las innovadoras investigaciones experimentales de Panksepp, que condujeron a la identificación de siete sistemas emocionales básicos que subyacen a las emociones de los animales y los humanos, añaden una importante información para comprender las raíces de nuestras emociones, que la psicología no ha estudiado.

Algunos creen que, con el tiempo, Panksepp será considerado un cambiador de paradigmas que impulsará el trabajo de Darwin para avanzar en la comprensión de la psicología contemporánea de nuestras emociones básicas. Una excelente fuente de información adicional sobre el enfoque evolutivo de las emociones y la personalidad puede encontrarse en Kenneth L. Davis y Jaak Panksepp, *The Emotional Foundations of Personality: A Neurobiological and Evolutionary Approach* (Nueva York, W. W. Norton & Company, 2018).

31. Panksepp, *Affective Neuroscience.*

TEZA, DESEO SEXUAL, CUIDADO y JUEGO) son como los «colores primarios» de nuestras emociones básicas que, en concierto con las regiones superiores del cerebro, dirigen nuestra vida emocional. (Panksepp siempre escribe en mayúsculas los nombres de estos sistemas para llamar la atención sobre la naturaleza discreta de su funcionamiento y darles una connotación concreta).

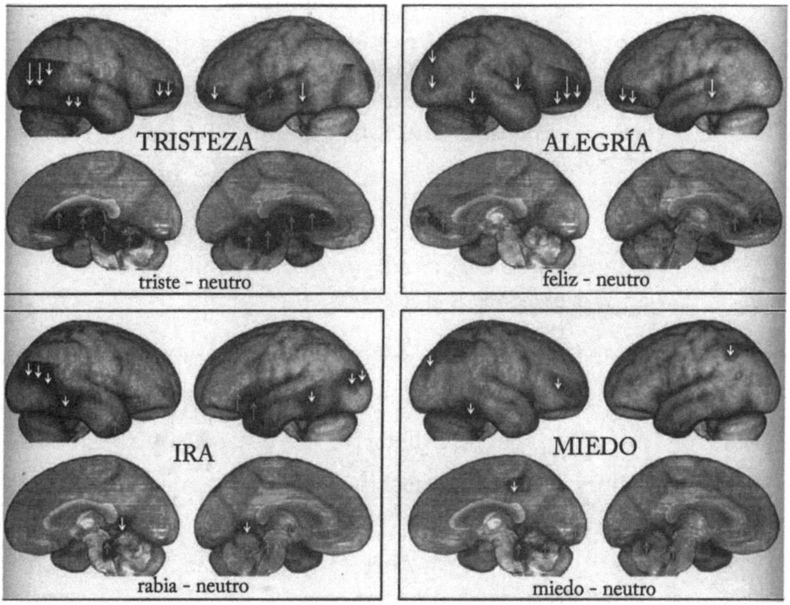

En esta figura, las áreas del cerebro que se activan durante la experiencia de los estados emocionales básicos de PÁNICO/TRISTEZA, ALEGRÍA/JUEGO, RABIA y MIEDO están indicados por flechas que apuntan hacia arriba. Las áreas del cerebro que están inhibidas se indican con flechas que apuntan hacia abajo. [32]

32. A. R. Damasio y otros, «Subcortical and Cortical Brain Activity during the Feeling of Self-Generated Emotions», *Nature Neuroscience* 3, n.º 10:1049–1056.

Sistemas emocionales básicos	Áreas cerebrales claves	Neuromoduladores claves
Motivación positiva BÚSQUEDA / Sistema de expectativa	Núcleo Accumbens – área tegmental ventral (ATV). Vías mesolímbicas y mesocorticales. Hipotálamo lateral – Sustancia gris central.	DA (+), glutamato (+), opioides (+), neurotensina (+), orexina (+), muchos otros neuropéptidos
RABIA / Ira	De la amígdala medial al núcleo del lecho de la estría terminal (BNST). De los núcleos hipotalámicos perifornical y medial Hipotalámica media y periférica a la sustancia gris central.	Sustancia P (+), Ach (+), glutamato (+)
MIEDO / Ansiedad	De las amígdalas central y lateral hasta el hipotálamo medio y la sustancia gris central.	Glutamato (+), DBI, CRF, CCK, alfa-MSH, NPY
DESEO SEXUAL / Libido	Amígdala cortico-medial, BNST. Área preóptica del hipotálamo, hipotálamo ventromedial, sustancia gris central.	Esteroides (+), vasopresina y oxitocina, LH-RH, CCK
CUIDADO / Protección	Cíngulo anterior, BNST. Área preóptica, ATV, sustancia gris central.	oxitocina (+), prolactina (+) dopamina (+), opioides (+/–)
PÁNICO / Separación	Cíngulo anterior, BNST y tálamo dorsomedial del área preóptica, sustancia gris central.	opioides (–), oxitocina (–) prolactina (–), CRF (+) glutamato (+)

JUEGO / Alegría	El diencéfalo dorsomedial del área parafascicular, sustancia gris central.	Opioides (+/–), glutamato (+) Ach (+), cannabinoides, ¿TRH?

Esta tabla muestra dónde se encuentran las siete emociones básicas en el cerebro y qué neuromoduladores (neurotransmisores y hormonas) están asociados con ellas. [33]

Como se puede ver en la tabla anterior, estos sistemas emocionales básicos no son teóricos; de hecho, Panksepp los cartografió en el cerebro y también identificó los neuromoduladores que los ayudan a funcionar.

Panksepp identifica tres niveles de experiencia emocional (lo llama los tres niveles de la mente).[34] El primero está formado por experiencias psicológicas «primarias», que son las respuestas emocionales instintivas que generan los afectos «en bruto» o las emociones básicas incorporadas a nuestros cerebros por la evolución. Panksepp ha demostrado que este nivel «subterráneo» de la experiencia emocional es evidente en todos los demás mamíferos (y en algunos otros vertebrados, también).

Estas emociones «en bruto» en el fondo del cerebro son rápidas y tanto los humanos como los animales las experimentan de forma vívida, incluso cuando no hay capacidad para «reflexionar» sobre ellas.[35] Todos los animales expresan miedo, rabia, apego y otras res-

33. Jaak Panksepp, «Cross-Species Affective Neuroscience Decoding of the Primal Affective Experiences of Humans and Related Animals», *PLOS ONE* 6, n.º 9 (2011): e21236.

34. Jaak Panksepp, «Cross-Species Affective Neuroscience Decoding», e21236.

35. Jaak Panksepp y Lucy Biven, *The Archaeology of Mind: Neuroevolutionary Origins of Human Emotions, Norton Series on Interpersonal Neurobiology* (Nueva York, W. W. Norton & Company, 2012).

puestas emocionales sin tener un neocórtex reforzado, que permite reflexionar a un nivel mayor sobre los sentimientos. Estas emociones básicas están presentes incluso en los bebés humanos que nacen con una enfermedad rara que impide el crecimiento del neocórtex.[36] Estas emociones primarias aseguran nuestra supervivencia motivándonos a buscar, de forma inconsciente, la satisfacción de nuestras necesidades básicas de agua, comida y aire; sexo y placer; seguridad y sueño. Y estos sistemas emocionales esenciales están diseñados para responder a los desencadenantes sensoriales de los sentimientos placenteros o desagradables. Si algo se percibe como agradable o placentero, nuestro cerebro-cuerpo determina que es seguro o bueno para nosotros. Si se considera que es desagradable o amenazante, entonces nuestro cerebro-cuerpo lo evita de forma automática. La percepción del placer y el dolor está conectada como mecanismo automático. En otras palabras, nuestro cerebro superior no tiene tiempo para pensar en cómo satisfacer estas necesidades, tiene que ocurrir de manera automática. Estos sentimientos en bruto no requieren ningún aprendizaje previo (ni a los animales ni a los humanos hay que enseñarles a temer o a evitar el dolor, ni a buscar y disfrutar el placer). Como dice Panksepp, «el placer y el dolor facilitan la supervivencia». Y, como he llegado a creer recientemente, el placer facilita nuestra «prosperidad».

El siguiente nivel de la experiencia emocional son los «procesos secundarios», que yo llamo de «nivel medio».[37] Se construyen sobre los cimientos de las emociones «en bruto» e incluyen procesos de aprendizaje y memoria. A diferencia de nuestras «emociones bási-

---

36. D. Alan Shewmon, Gregory L. Holmes y Paul A. Byrne, «Consciousness in Congenitally Decorticate Children: Developmental Vegetative State as Self-Fulfilling Prophecy», *Developmental Medicine and Child Neurology* 41, n.º 6 (1999): 364–374.

37. Panksepp, «Cross-Species Affective Neuroscience Decoding», e21236.

cas», que siempre somos conscientes de sentir, los procesos secundarios se producen en gran medida de forma inconsciente. Este es el territorio de nuestros hábitos emocionales y de comportamiento, que están firmemente fijados ya que, después de repetidas implementaciones, los hábitos se vuelven casi automáticos, y se sitúan por debajo del paraguas de la atención consciente. Este es también el territorio de nuestras actitudes «implícitas», que siguen rigiendo la ambivalencia puritana entre la sexualidad y el placer.

Y en la parte superior del cerebro se encuentra el lento y difícil procesamiento al que Panksepp se refiere como «procesos terciarios», que nos diferencian de nuestros amigos animales no humanos.[38] Como le gustaba decir a Panksepp, los humanos y los animales son muy similares en la parte inferior del cerebro y muy diferentes en la parte superior. El tercer nivel es donde ocurre el procesamiento cognitivo de alto nivel, y este es el lugar en el que creemos vivir. Estos procesos superiores incluyen las funciones ejecutivas cognitivas que implican pensamiento y planificación (nos permiten reflexionar sobre lo que hemos aprendido de forma experimental), la capacidad de ser conscientes de nuestra experiencia (de manera que podamos reflexionar sobre nuestras emociones en lugar de limitarnos a experimentarlas), la habilidad para elegir nuestro camino e intención (en conjunción con la memoria de trabajo, que en esencia es nuestra ventana consciente al mundo) y el potencial para regular nuestras acciones y comportamientos. Sin embargo, este alto nivel de experiencia emocional compleja está muy mediado por los otros dos niveles, más básicos. En otras palabras, el nivel básico y el nivel medio del cerebro trabajan en cooperación para que el córtex pre-

---

38. Como señala Panksepp, para que los procesos de alto nivel funcionen eficazmente, deben integrarse tanto con las emociones del nivel primario básico como con los procesos secundarios de aprendizaje de las experiencias, que no siempre son conscientes. Panksepp, «Cross-Species Affective Neuroscience Decoding», e21236.

frontal, en el nivel superior, haga bien su trabajo. Esto es lo que queremos decir con el aprendizaje de abajo hacia arriba. Se mueve en sentido ascendente, es relativamente automático y, básicamente, rige las asociaciones (placenteras y dolorosas) que establecemos sobre el mundo que nos rodea.

Lo ideal sería que los sistemas superior, medio e inferior trabajaran juntos en una red de comunicación y apoyo mutuo bien establecida, sin que ninguno se viera sometido ni resultara excesivamente dominante. El cerebro superior, con su conciencia y sabiduría, guía y canaliza la energía y la estimulación de las emociones básicas en el cerebro inferior, mientras que el nivel medio almacena de forma constante patrones de comportamiento, algunos de los cuales pueden crearnos problemas. Así que las emociones centrales son necesarias para mantenernos al día: nos informan de nuestras necesidades, nos motivan para salir al mundo y nos ayudan a mantener el equilibrio.

Pero la anhedonia ha creado una hendidura en este sistema tan delicado.[39] Una de las formas en que la anhedonia perturba el cerebro es interfiriendo con las emociones básicas que se generan en la base del cerebro, sobre todo aquellas que activan el circuito de estructuras del sistema límbico, incluyendo el hipocampo (que nos

39. Panksepp se refiere al sistema límbico como la fuente de la que surge nuestro «impulso de emocionalidad». De esta manera, conceptualiza el sistema límbico como un «sistema nervioso visceral». Panksepp, *Affective Neuroscience*.

Se han propuesto modelos animales que vinculan el estrés con la anhedonia. Hay pruebas empíricas de que los efectos del estrés inducen comportamientos anhedónicos en ratas. Angela J. Grippo y otros, «Neuroendocrine and Cytokine Profile of Chronic Mild Stress-Induced Anhedonia», *Physiology & Behavior* 84, n.º 5 (2005): 697–706.

El modelo de anhedonia por estrés crónico también se ha extrapolado para explicar los efectos a menudo perjudiciales del estrés crónico en el bienestar físico y mental de los seres humanos. Se sabe que el estrés exacerba la ansiedad y la depresión, así como otras enfermedades mentales y físicas. Algunas evidencias recientes incluso vinculan el estrés con el desarrollo de tumores y la supresión de la capacidad del sistema inmunológico de prevenir la metástasis. Mohd Razali Salleh, «Life Event, Stress and Illness». *The Malaysian Journal of Medical Sciences* 15, n.º 4 (2008): 9–18.

ayuda a recordar eventos importantes), la amígdala (que tiende a excitarse cuando se le presenta una fuerte información emocional, ya sea positiva o negativa), el hipotálamo (que entre sus muchas e importantes funciones de mantenimiento de la vida incluye la producción y regulación de las moléculas que nos hacen sentir excitados, furiosos, lujuriosos o felices) y el giro cingulado (que se especializa en la entrada sensorial del procesamiento de las emociones y nos ayuda a regular nuestros comportamientos). En condiciones de estrés crónico o anhedonia, las vías neuronales se vuelven hipersensibles y toman el control, incapacitando la habilidad del córtex prefrontal para calmarse a sí mismo o regular las emociones intensas. En otros casos, la anhedonia abruma y amortigua estas emociones básicas, aplanándolas: esto es lo que sucede cuando actuamos como robots o en «línea plana», incapaces de sentir ningún tipo de emoción positiva. Cuando esto sucede, es como si el córtex prefrontal hubiera perdido su capacidad de regularse o enviar señales tranquilizadoras desde el fondo del cerebro. Quedamos atrapados en los sistemas defensivos emocionales activados por el cerebro inferior, aunque no nos damos cuenta. Nuestro cerebro superior se sumerge por completo en el dolor psíquico de la anhedonia.

Cuando cualquiera de los sistemas emocionales básicos se desequilibra, nuestro cerebro-cuerpo se ve afectado en su totalidad. Un paralelismo útil para entender cuándo funcionan demasiado bien o no lo suficientemente bien nuestros sistemas emocionales es el sistema inmunológico. Un sistema inmunológico hiperactivo puede derivar en una enfermedad autoinmune. Un sistema inmunológico deprimido puede causar infección, enfermedad o incluso cáncer. De igual manera, tanto la hiperactividad como el no funcionamiento de estos sistemas emocionales pueden derivar en problemas, incluyendo ansiedad, depresión, pérdida de motivación y una obstinada falta de alegría o felicidad. Cuando estos sistemas están equilibrados, nos sentimos tolerantes, despiertos y abiertos a los placeres de la vida. Los sistemas emocionales equilibrados nos permiten enfrentarnos a las calamidades e incluso a las catástrofes con resistencia, ingenio y aceptación, lo que en última instancia nos permite vivir con más libertad y plenitud.

Cuando nos vemos atacados por nuestras propias defensas, los sistemas emocionales pueden terminar bloqueándose, del mismo modo que un animal se queda paralizado cuando no tiene escapatoria. A nivel evolutivo, es la respuesta más primitiva de nuestras defensas. Cuando la gente se siente inmovilizada, puede meterse en la cama en un estado de depresión, perder la capacidad de enfrentarse a las cosas o evitarlo todo como forma de supervivencia básica. Por otro lado, dependiendo de las circunstancias de cada persona, los sistemas emocionales pueden volverse demasiado reactivos. Esto sucede cuando una persona explota de tal manera que la rabia toma el control y desactiva la corteza superior del cerebro. Un ejemplo menor es un estallido de ira. El ejemplo extremo es un crimen pasional, cuando alguien daña o mata a un ser querido. También puede alimentar un comportamiento autodestructivo como el abuso de drogas o los intentos de suicidio. Yo lo llamo «secuestro límbico».

Fue la investigación de Panksepp sobre el significado de estas emociones básicas lo que me ayudó a salvar una brecha en la forma en que empecé a tratar a mis propios clientes y a entender cómo cambiar el rumbo de la anhedonia.[40] La terapia de conversación de arriba a abajo fue muy útil. Las verdaderas soluciones que comenzaron

---

40. Aprender el modo en que las conexiones de nuestros sistemas emocionales de mamíferos dan lugar a nuestras «emociones básicas» me hizo ver por qué las psicoterapias que no se ocupan de estas emociones innatas no pueden ser eficaces. Afortunadamente, las terapias de equilibrio afectivo, que reconocen y abordan las emociones primarias, son cada vez más populares. Diana Fosha, Daniel J. Siegel, y Marion F. Solomon, editores, *The Healing Power of Emotion: Affective Neuroscience, Development & Clinical Practice* (Nueva York, W. W. Norton & Company, 2009).

a aparecer en mi consulta se dieron cuando mostré a mis pacientes cómo prestar atención a sus propias respuestas emocionales básicas y a integrar esta información desde la parte superior de sus cerebros, sus centros de mando. No solo vi cómo su ansiedad, tristeza o depresión comenzaban a desaparecer, sino que también presencié la curación en sus trastornos de relaciones y su vida sexual. Cuando aprendían a reequilibrar las emociones básicas de su cerebro inferior con los procesos de arriba hacia abajo que normalmente toman el control, el equilibrio se restauraba y la anhedonia desaparecía. Eran capaces de volver a sentir los placeres que buscaban.

El conocimiento de estos tres sistemas nos da la oportunidad de observar y ayudar a regular estas necesidades emocionales básicas. Al reconocer que tenemos estos sistemas emocionales centrales en el fondo de nuestra mente, estamos mejor preparados para detectar cuándo nos dirigen de una forma que no es útil para nuestro bienestar. Esta conciencia también nos ofrece otra oportunidad: utilizar el poder de nuestra atención consciente y la inteligencia para aprovechar la energía, la vitalidad y la excitación de estos siete sistemas emocionales básicos. Así pues, vamos a descubrir cómo funcionan.

Tus siete sistemas emocionales

Comprender tus siete emociones básicas es el primer paso para equilibrar tu cerebro-cuerpo y recuperar el placer. El sistema de BÚSQUEDA, que es el predominante, maneja y regula los otros sistemas, que se dividen en dos categorías: las emociones «de defensa» (MIEDO, RABIA, PÁNICO/TRISTEZA), que protegen nuestra supervivencia al indicarnos las posibles amenazas o peligros que provienen del exterior, y las emociones de afiliación (DESEO SEXUAL o LIBIDO, CUIDADO, JUEGO), que aseguran nuestra supervivencia al ayudarnos a conectar con los demás a través de las relaciones (un recordatorio de que no podemos sobrevivir solos). Juntos, estos siete estados emocionales básicos están conectados con nuestro ADN humano.

#1 BÚSQUEDA[41]

Este sistema es el que nos proporciona entusiasmo e ilusión en la vida. Es lo que nos da la capacidad de explorar y comprometernos con el mundo para satisfacer todas nuestras necesidades. Una clara demostración del poder del sistema de BÚSQUEDA procede de la experimentación con animales. Cuando este sistema se excita de forma artificial a través de la estimulación eléctrica o química, los sujetos repiten la autoestimulación de forma sostenida (a veces a tasas de mil por hora, lo que indica que al animal «le gustan» las sensaciones provocadas, pero en última instancia no queda satisfecho dada la cantidad de repeticiones que muestra). También se despierta su deseo de buscar el placer de otras maneras.

Para sobrevivir, debemos buscar automáticamente lo que necesitamos. Esto se aplica a la comida, el aire, el agua, la seguridad, el amor, la compañía y el sexo. Como el placer es inherente a estas necesidades básicas de supervivencia, la experiencia de BUSCAR, bajo las condiciones adecuadas, puede ser muy placentera. Sin embargo, cuando nos quedamos atascados en nuestra BÚSQUEDA, ¡podemos empezar a buscar las cosas correctas en los lugares equivocados!

---

41. La información sobre el sistema de BÚSQUEDA y su papel en la motivación y la energía de los otros sistemas emocionales se puede encontrar en el capítulo 8, «SEEKING Systems and Anticipatory States of the Nervous System», de Panksepp, *Affective Neuroscience*.

James Olds llevó a cabo el trascendental trabajo sobre cómo «hacer que las ratas gratifiquen los impulsos de hambre, sed y sexo mediante la autoestimulación de su cerebro con electricidad». Continúa diciendo: «Parece que la motivación, como la sensación, tiene centros localizados en el cerebro». James Olds, «Pleasure Centers in the Brain», *Scientific American* 195, n.º 4 (1956): 105.

En el cerebro, el sistema de BÚSQUEDA actúa como un sistema de motivación, una red de señales que se transmiten entre los procesos primarios del cerebro inferior y los procesos secundarios del cerebro de nivel medio (las partes del cerebro involucradas en el aprendizaje) para impulsarnos a desear lo que necesitamos. Gran parte de este deseo (los neurocientíficos lo llaman «saliencia del incentivo») está muy ligado al sistema de placer-recompensa del cerebro y a los deseos apetitivos básicos que nos recompensan con estímulos placenteros, reforzando la motivación para seguir deseando.

Por supuesto, como humanos, también podemos vernos conducidos hacia otros placeres emocionalmente más complejos y abstractos, por ejemplo formar relaciones interpersonales significativas, definirnos a través del trabajo o de actividades creativas, y alcanzar objetivos a largo plazo que requieren planificación y perseverancia. De hecho, este tipo de comportamiento dirigido a objetivos es lo que en parte nos distingue de otros animales. Sin embargo, y como ocurre con todas las emociones básicas, si las conexiones fundamentales de nuestro sistema de BÚSQUEDA se interrumpen, entonces no importa lo mucho que aspiremos a metas elevadas, ya que seguiremos teniendo problemas de motivación, atención, entusiasmo y dcterminación. Los problemas en el sistema de BÚSQUEDA pueden tomar la forma de procrastinación, evasión y llevarnos a soñar despiertos, alejándonos de la realidad. Un sistema de BÚSQUEDA interrumpido también puede traducirse en la incapacidad de cuidarse a uno mismo, la disminución del deseo y el alejamiento de los placeres sexuales.

En otras palabras, cuando tenemos dificultades para experimentar placer, siempre se da una interrupción en el sistema de BÚSQUEDA. Y lo contrario también es cierto: cuando tenemos un sistema de BÚSQUEDA que funciona correctamente, nuestro deseo de placer y nuestra motivación para buscarlo (sea sexual o de otro tipo) hace que todo el sistema se ponga en marcha.

En la anhedonia, la interrupción del sistema de BÚSQUEDA puede deberse a muchos desencadenantes o causas, ya que este sistema también juega un papel en las emociones negativas.[42] Impulsa la motivación para alejarse del dolor (huir cuando se está asustado) y moviliza la capacidad de luchar cuando se presenta una situación en la que tenemos que protegernos y defendernos a nosotros mismos o a nuestros hijos.

Impulsado por el neurotransmisor dopamina, nuestro sistema de BÚSQUEDA está diseñado para darnos la señal de que nos sintamos entusiasmados y salgamos al mundo a buscar, a través de las experiencias, lo que necesitamos y deseamos. Cuando este sistema se sobreestimula y es secuestrado por el estrés crónico y la sobrecarga de atención, se produce un efecto dominó, que interrumpe todos los sistemas a la vez y nos vuelve muy vigilantes, demasiado defensivos, irritables, inquietos y ansiosos.

#1 BÚSQUEDA

Cuando este sistema está en equilibrio, te sientes motivado, curioso y comprometido con tus relaciones y objetivos. Eres capaz de activar con éxito tus otros sistemas emocionales, tanto para satisfacer tus necesidades como para evitar los peligros de forma flexible y productiva.

Cuando está poco activo, experimentas letargo, falta de motivación, procrastinación, anhedonia y depresión.

Cuando está hiperactivo, te cuesta concentrarte y tienes antojos, sientes insatisfacción y sufres comportamientos compulsivos que pueden llevarte a la adicción.

42. Panksepp describió este sistema como «las fuentes cerebrales de la anticipación ansiosa, el deseo, la euforia y la búsqueda de todo». Señala que la depresión y el letargo suelen deberse «a que el sistema de BÚSQUEDA es crónicamente inactivo». Panksepp y Biven, *The Archaeology of Mind*, 99.

#2 MIEDO[43]

Nacemos con una respuesta de miedo innata diseñada para protegernos del peligro. Como señala Panksepp, no necesitamos aprender a temer a las cosas, ya que esta respuesta ocurre de forma automática. Los investigadores se tropezaron accidentalmente con el circuito del MIEDO (sin darse cuenta al principio) mientras estudiaban la autoestimulación de la búsqueda de recompensa. Los animales a los que se les habían ajustado eléctricamente los circuitos del MIEDO mostraban un terror absoluto en la mirada y en sus conductas. Cuando se aplicaba un nivel bajo de voltaje eléctrico a sus circuitos de MIEDO, se quedaban paralizados, y cuando se aplicaba un alto voltaje, los animales trataban de huir (volando) con agilidad y rapidez.

Tiene sentido que la naturaleza nos haya dotado de un robusto sistema de peligro/alarma, ya que de lo contrario nuestros genes no habrían sobrevivido. Todos los vertebrados han codificado evolutivamente la capacidad de reconocer las amenazas externas que causan dolor o predicen el peligro de forma fiable. Por ejemplo, todos los animales (incluidos nosotros) están programados para temer el dolor. El dolor, como dijo Panksepp, es un miedo universal. Pero lo que constituye otros miedos innatos puede ser específico de cada especie. Las ratas y algunas otras criaturas están programadas para temer el olor de ciertos depredadores como los gatos, aunque nunca se hayan visto expuestas a ellos. El miedo a los olores de los depredadores les ha servido a los animales para evitar terminar como cena, al menos parte del tiempo. Las ratas también tienen miedo de los ruidos fuertes y los movimientos bruscos.

---

43. La información sobre el sistema de MIEDO, que está programado genéticamente para preparar a los animales a la hora de percibir y anticipar los peligros, se puede encontrar en el capítulo 11: «Pleasure Centers in the Brain», Scientific American 195, n.º 4 (1956): 105. Panksepp destaca el papel ancestral que desempeña el MIEDO, en el sentido de que muchos miedos no necesitan ser aprendidos y son en cierto modo instintivos, como el miedo al dolor, a las ratas, al olor de los gatos. Panksepp, *Affective Neuroscience*.

En cuanto a las personas, los bebés recién nacidos se ponen ansiosos cuando no se les abraza con seguridad y reaccionan de forma negativa a los ruidos fuertes. Y, cuando crecen un poco, tienen miedo de estar solos en la oscuridad. En general, el sistema de MIEDO de los seres humanos es relativamente flexible. Aparte de tener un miedo innato al dolor, así como algunas otras tendencias basadas en la evolución como el miedo a las alturas, a las serpientes y a las arañas, aprendemos a temer otras cosas a través de nuestras experiencias. Pero lo que está claro es que todos los mamíferos están exquisitamente programados para aprender de forma rápida y ágil a responder a una vasta gama de estímulos que predicen cosas peligrosas: cosas a las que, de hecho, les tenemos MIEDO.

La amígdala,[44] un actor clave en las vías emocionales rápidas y automáticas, recoge la información de dos lugares del cerebro: directamente del sistema sensorial, a través del tálamo, y de la corteza cerebral. La información del tálamo llega a la amígdala con rapidez y actúa de forma instantánea despertando la excitación en una situación de miedo. La información también sale del tálamo para ir a las corticales visuales y auditivas, donde será procesada, y puede desencadenar una emoción. Esta segunda vía es más lenta que la primera. La investigación con imágenes por resonancia magnética funcional (IRMf) ha servido para descubrir que la amígdala es receptiva a las expresiones faciales de felicidad, ira y temor, pero también es la parte del cerebro más sensible al MIEDO. La amígdala parece desempeñar un papel importante en el hecho de que el miedo nos condicione ante ciertas situaciones y objetos (¡aprendizaje cerebral de nivel medio!). Este condicionamiento puede ser consciente o implícitamente aprendido. Y, por supuesto, siempre existe la posibilidad de usar las

---

44. Dominic T. Cheng y otros, «Human Amygdala Activity during the Expression of Fear Responses», *Behavioral Neuroscience* 120, n.º 6 (2006): 1187–1195.

habilidades cognitivas de arriba hacia abajo para dominar o disminuir el miedo cuando no está justificado. Aunque debes tener en cuenta que estas estrategias de arriba hacia abajo, como, por ejemplo, «visualizarnos a nosotros mismos sin miedos irracionales», no siempre son exitosas debido a la fuerza de las emociones en la parte inferior del cerebro.

Una vez condicionado, el aprendizaje del MIEDO se establece en la mente de nivel medio (el sistema que se encarga del aprendizaje y la creación de recuerdos), que es muy obstinado.[45] El trastorno de estrés postraumático (TEPT) es un buen ejemplo de miedo mal aprendido. Piensa en lo que solía llamarse «neurosis de guerra», la primera etiqueta que se le puso a este trastorno. Los soldados volvían de las guerras mundiales con el sistema de MIEDO tensionado demasiadas veces, como si se tratara de un músculo demasiado entrenado. Vivir un bombardeo, ver tu integridad física seriamente amenazada y/o ser testigo una y otra vez de escenas horribles que queman el alma pueden provocar un exceso de sensibilización del sistema de alarma. Tomemos, por ejemplo, a mi propio padre, que fue soldado de infantería en las trincheras durante la Segunda Guerra Mundial. Vio cosas desagradables muy de cerca, como la muerte de hombres con los que tenía una relación muy estrecha. Cuando volvió a casa, cada vez que se oía frenar a un camión, se tiraba al suelo, completamente condicionado por su miedo. Afortunadamente, el problema disminuyó de forma gradual con el tiempo. Papá esquivó la bala del estrés postraumático, pero muchos no tienen tanta suerte.

---

45. Al explicar nuestra vulnerabilidad inherente a los trastornos de estrés postraumático y la potencia del aprendizaje del miedo, Panksepp afirma: «Todos los mamíferos podemos vernos afectados por el TEPT porque todos tenemos sistemas antiguos de MIEDO muy similares que pueden sensibilizarse y revolucionarse dentro de la oscuridad cognitiva de nuestra conciencia afectiva central». Panksepp y Biven, *The Archeology of Mind.*

No todas las personas que se ven tan expuestas desarrollan un trastorno de estrés postraumático. Como casi todo en la vida, hay una relación entre la experiencia y la vulnerabilidad genética. Si vives experiencias lo bastante significativas, y tienes un tipo de cableado genético en tu sistema del MIEDO que te hace exageradamente reactivo, entonces es probable que las secuelas sean persistentes. En otras palabras, cuanto más sensible sea tu sistema de MIEDO, más probabilidades de sufrir estrés postraumático.

Y no hace falta una guerra, una catástrofe como la del 11 de septiembre o un desastre natural para padecer estrés postraumático. El trauma tiene muchas formas. Los niños que se crían en ambientes tóxicos o inestables son vulnerables a este trastorno. Añade a la mezcla amenazas constantes, abuso emocional, sexual o físico, y tendrás delante a un niño cuyo sistema de MIEDO será muy sensible.

La buena noticia es que la comodidad y la estabilidad que proviene de nuestras relaciones cercanas y de confianza constituyen unos verdaderos amortiguadores contra el miedo. Sin embargo, las personas que carecen de este tipo de apoyo emocional y social pueden experimentar serios problemas. La ansiedad persistente puede pasar factura a la salud física de los niños y su desarrollo emocional, contribuyendo a la aparición de trastornos del comportamiento, ansiedad y predisposición a las adicciones en la edad adulta.

Y recuerda: el MIEDO no tiene por qué ser específico. Los animales y los humanos pueden experimentar una ansiedad flotante sin que haya un objeto al que temer. Esta es una cualidad básica inherente a nuestro cableado. Los síntomas de la ansiedad flotante pueden no ser tan graves como el estrés postraumático o los ataques de pánico, pero producen estrés crónico.

¿Por qué se vuelve tan exagerada y desordenada esta respuesta al estrés?[46] Cuando el cerebro-cuerpo capta los estímulos que desencadenan una respuesta al estrés (por ejemplo, el miedo), comienza a sintetizar dopamina. Después la dopamina es modificada metabólicamente por lo que conocemos como las hormonas del estrés, la epinefrina y la norepinefrina (antes conocidas como adrenalina y noradrenalina, respectivamente). Las glándulas suprarrenales liberan estas dos hormonas, que inician la clásica reacción de «huir o luchar». Al mismo tiempo, la glándula pituitaria libera cortisol, otra hormona. Al principio, el cortisol ayuda a movilizarnos: nos alerta para que hagamos un movimiento defensivo. Pero muchos de nosotros podemos sufrir hiperactividad en el sistema del MIEDO, manifestándose como estrés crónico.

#2 MIEDO

Cuando este sistema está en equilibrio, temes lo que se supone que debes temer y solo en la medida en que esté justificado. Por ejemplo, caminar a solas en plena noche por un callejón oscuro puede ser real y genuinamente aterrador, como lo es encontrarse con un perro rabioso. Que se acerque la fecha de entrega de un trabajo provoca un miedo menor pero, en cambio, motivador. El miedo «normal» pone en marcha nuestro sistema de excitación lo suficiente para advertirnos y movilizarnos.

---

46. Aunque la liberación de cortisol a corto plazo moviliza al animal asustado a huir, las cantidades excesivas de cortisol secretadas por un animal (o un ser humano) demasiado estresado y ansioso pueden, en realidad, dañar la capacidad de su organismo de regular la reacción al estrés y tener efectos negativos en el cerebro y los órganos internos. Como señala Panksepp, «muchas secreciones inducidas por el estrés en el cerebro y el cuerpo pueden contribuir también a estos efectos adversos. Los altos niveles de cortisol prolongados son comunes en diversos síndromes psiquiátricos, especialmente la depresión». Panksepp y Biven, *The Archaeology of Mind.*

Cuando está hiperactivo, tu sistema de MIEDO está tan acelerado que puede reaccionar de forma exagerada a las amenazas y terminar agotado por estrés crónico; esto es lo que ocurre con la ansiedad generalizada. El miedo exagerado ya no resulta útil y se convierte en agotamiento y en parte del problema.

Cuando el sistema está poco activo, tienes dificultades para manejar las amenazas de manera adecuada y puedes llegar a negar el peligro. También es posible que no puedas aprender de la retroalimentación negativa o el castigo, lo que podría indicar que tienes la amígdala dañada.

#3 IRA o RABIA[47]

De los siete sistemas, el de la IRA o RABIA es el más complejo conceptualmente. Es también el más difícil de estudiar tanto en animales como en personas, por diferentes razones. En los animales, la estimulación de los circuitos de la IRA en el cerebro provoca comportamientos violentos que podrían fácilmente poner en peligro la vida de los sujetos. Las ratas muerden, y la mayoría de los animales luchan para desactivar la estimulación de estos circuitos.

Lo que hace que la IRA sea difícil de estudiar en los humanos es la increíble complejidad de lo que ocurre en la parte superior del cerebro, que transforma, modifica y altera la emoción primaria co-

47. La información sobre las raíces del sistema de RABIA y cómo se puede obtener fácilmente frustrando a un animal que busca la satisfacción de sus necesidades y sus objetivos se puede encontrar en el capítulo 10, «Nature Red in Tooth and Claw: The Neurobiological Sources of Rage and Anger». Panksepp, *Affective Neuroscience*. En Panksepp y Biven, *The Archaeology of Mind*, se examina más a fondo la diferencia entre la experiencia cruda del «proceso primario» de la «rabia», el proceso secundario de la «ira», más elaborado e infundido por el pensamiento, y la experiencia del «odio», muy «incubada» y dura.

nectada al cerebro inferior.[48] Los psicólogos no pueden estudiar de forma directa el sistema de la IRA en humanos, ya que requeriría una cirugía cerebral invasiva para estimular las vías que inervan el sistema, lo que sería muy poco ético. Se han dado casos en los que este circuito ha sido estimulado de forma accidental en pacientes que experimentaban desórdenes neurológicos mientras se les hacía un estudio para determinar las funciones de sus regiones cerebrales antes de someterlos a una operación de neurocirugía, por lo general en casos de epilepsia severa u otra patología. Lo que se ha observado en estos casos es que las personas experimentan aversión ante la estimulación eléctrica de estos circuitos (aprietan las mandíbulas y expresan una ira intensa, a la vez que un gran desconcierto y un uso desmedido de la FUERZA sin ninguna razón aparente).

¿Pero cómo experimentamos de forma cognitiva la rabia y la ira en la parte superior del cerebro, nuestra conciencia consciente? Si lo piensas, los humanos somos máquinas de crear significado. Nos gusta tener una razón para hacer las cosas y entender el origen de nuestros sentimientos. Y, en algunos casos, cuando no tenemos una explicación, nos la inventamos. Piensa en el conductor que se enfurece fácilmente cuando se le cruza otro coche; su cerebro llega con rapidez a la conclusión de que el otro «es un idiota, un imbécil, un majadero». Todas estas percepciones son completamente subjetivas y, casi con toda probabilidad, falsas. Si pudiéramos activar este circuito de forma artificial en el laboratorio, los sujetos de estudio vivirían una experiencia de lo más extraña.

---

48. En las pocas ocasiones en que los circuitos centrales de la RABIA se han estimulado eléctricamente por accidente durante el curso de una cirugía cerebral en pacientes humanos, han dado lugar a intensas y desagradables experiencias en los desafortunados pacientes. S. E. King, «Psychological Effects of Excitation in the Limbic System». *Electrical Stimulation of the Brain* (1961): 477–486.

Sin embargo, los científicos tenemos que conformarnos con investigaciones indirectas, como los informes de los propios pacientes (posiblemente distorsionados por el deseo de no ser vistos como idiotas enojados), medidas conductuales de «agresión» en el laboratorio (muy complicadas por muchas razones) o la observación *a posteriori* de comportamientos agresivos en la sociedad. En la investigación con seres humanos, la manipulación experimental para inducir rabia o ira requeriría de un engaño y, por lo tanto, se considera poco ética. En retrospectiva, el infame experimento de la prisión de Stanford ha demostrado haber causado un gran daño psicológico a largo plazo.

La RABIA es el sustrato en bruto sobre el que se superpone la ira, la emoción más compleja. Los circuitos de la RABIA se activan de forma automática, sin aprendizaje previo, cuando un animal (o persona) se ve inmovilizado, amenazado físicamente o limitado en su libertad. De la misma manera, la irritación y el enfado pueden provocar RABIA. También bloquean el sistema de BÚSQUEDA en animales y personas, robándoles la libertad de hacer lo que quieran. La RABIA también está asociada con el hambre, la sed o, incluso, el deseo sexual, sobre todo cuando el proceso de BÚSQUEDA se ve frustrado. Podríamos describir la RABIA como una respuesta al hecho de sentirse acorralado, amenazado o limitado en el acceso a recursos importantes. Podemos enfurecernos cuando perdemos un concurso o nos privamos de algo jugoso y gratificante que esperábamos. Los niños experimentan la activación de la RABIA cuando llega un hermanito y les roba el protagonismo; es el origen de la rivalidad entre hermanos. Podemos enfurecernos cuando nos rechaza un ser querido o una red social nos condena al ostracismo. Es esencialmente un impulso para cambiar todo aquello que no nos gusta y, cuando no lo conseguimos, la frustración desencadena la RABIA.

La RABIA tiene funciones positivas. Puede inspirar indignación ante la injusticia, la desigualdad y el maltrato de nuestros semejantes. Una RABIA controlada tiene un gran poder disuasivo y motivador. Sin embargo, en nuestra cultura anhedónica a menudo se descontrola, perjudicándonos mucho más de lo que nos imaginamos.

La IRA, por otra parte, es mucho más matizada y está impregnada de pensamientos y creencias de nivel superior que llamamos «procesos secundarios». Estos procesos implican un aprendizaje previo en la mente de nivel medio y experiencias guardadas bajo el capó de la conciencia. La IRA suele ser muy intensa y está influenciada por pensamientos, opiniones, interpretaciones, juicios y creencias, sentimientos que los animales no humanos no pueden producir porque no están equipados neurológicamente para hacerlo. Cuando estos procesos terciarios procedentes del cerebro superior se añaden a la mezcla, la ira puede empezar a expresarse con cosas como «estoy enojado porque» o «esto no debería haber pasado porque no es justo». Como ocurre con la rabia, queremos echar la culpa a los demás, por lo que tendemos a atribuir significado a objetos, personas o circunstancias cuando nos sentimos enojados.

He observado que muchas personas no se sienten con derecho a enfadarse a menos que piensen que han sido agraviadas o victimizadas.[49] Una de las cosas más difíciles de la terapia de relaciones es enseñar a la gente que no es necesario que su pareja «se equivoque» para enfadarse con ella, ya que la mayoría de las veces las discusiones no son cuestión de «bien» o «mal». Las investigaciones han demostrado que la mayoría de las disputas en las relaciones se deben a diferencias de opiniones, y por supuesto, ¡todos tendemos a pensar que nuestras opiniones son las correctas!

---

49. Esta falsa creencia tiene importantes consecuencias en las relaciones personales y es una fuente común de angustia. Brent J. Atkinson, *Emotional Intelligence in Couples Therapy: Advances from Neurobiology and the Science of Intimate Relationships* (Nueva York, W. W. Norton & Company, 2005).

La agresión es otra historia,[50] con aún más vueltas y revueltas. Imagina a un marido que llega a casa inesperadamente del trabajo y se encuentra a su esposa en la cama con su mejor amigo. Está tan furioso que arremete contra el otro hombre y lo golpea, en un ataque de «secuestro límbico». Esto es un ejemplo de «agresión furiosa», en la cual el impulso es herir o destruir el origen de la ira. Un factor común en la agresión es que quienes la llevan a cabo desean herir, castigar, tomar represalias, coaccionar o controlar. Además de la «agresión furiosa», los expertos en el tema aseguran que existe la agresión por miedo, la agresión maternal (motivada por la necesidad de proteger a los hijos), la agresión por irritación (que surge de un malestar constante), la agresión sexual (motivada por celos o lujuria descontrolada), la agresión territorial (que quiere proteger el propio territorio) y la agresión entre hombres (típicamente relacionada con las peleas entre hombres por una mujer), que suele estar centrada en la dominación. La agresión «depredadora», una forma de agresión que se manifiesta en todos los animales —incluidos los humanos— cuando cazan para alimentarse, parece ser más una función del sistema de BÚSQUEDA que del sistema de RABIA. Al cazar una presa, los animales no se enfadan, sino que se centran en satisfacer su necesidad de comer y, por lo tanto, actúan con violencia contra su fuente de alimento.

En los humanos, los diversos subtipos de agresión se construyen sobre las raíces de la RABIA y luego se realzan más allá del nivel básico. Basta con ver las noticias de la noche para ser testigo de cómo se agravan las agresiones por culpa de la escasez de recursos, la pobreza, la injusticia social y otros factores de estrés ambiental, todos exacerbados por las diferentes ideologías (¡que viven en la parte superior del cerebro!). La forma en que estas historias y esta infor-

---

50. Para el estudio de los diversos tipos de agresión, ver Kenneth E. Moyer, «Kinds of Aggression and Their Physiological Basis». *Communications in Behavioral Biology* 2, n.º 2 (1968): 65–87.

mación aparecen en los medios de comunicación nos sensibiliza aún más ante los posibles peligros y prepara nuestros sistemas defensivos emocionales (MIEDO y RABIA) para dejarse llevar más por los sentimientos que por los hechos. ¿Te resulta familiar?

Como examinaremos más a fondo en el capítulo 8, los circuitos neuronales del cerebro masculino y femenino son diferentes, lo que da lugar a diferencias en la forma en que se activan nuestros sistemas emocionales.[51] Para resumir, tanto los hombres como las mujeres pueden ser agresivos, aunque los machos tienden a ser más enérgicos y violentos que las hembras, en gran parte debido a los efectos de la testosterona. La evidencia del papel que juega la testosterona en la

---

51. El vínculo conductual entre la testosterona y la agresión, aunque bien establecido en el mundo animal, es un tema controvertido cuando se examina a los humanos, con estudios discrepantes que dependen de muchas variables. La administración de andrógenos a hembras biológicas que buscan convertirse en machos (transexuales de hembra a macho) se ha asociado claramente con un aumento de la propensión a la agresión, la excitación sexual y el razonamiento espacial. Además, hay un deterioro en la fluidez verbal. Y a la inversa, la administración de hormonas sexuales cruzadas a hombres biológicos que buscaban convertirse en mujeres (transexuales de hombre a mujer) da como resultado una disminución de la agresividad, la excitabilidad sexual y el razonamiento espacial. Stephanie H. Van Goozen y otros, «Gender Differences in Behaviour: Activating Effects of Cross-Sex Hormones». *Psychoneuroendocrinology* 20, n.º 4 (1995): 343–363.

En un estudio en el que se administró testosterona tanto a hombres como a mujeres, los circuitos neurales relacionados con la agresividad se volvieron más sensibles durante el visionado de rostros enfadados al verse sensibilizados por la exposición a la testosterona administrada. Erno J. Hermans, Nick F. Ramsey y Jack van Honk, «Exogenous Testosterone Enhances Responsiveness to Social Threat in the Neural Circuitry of Social Aggression in Humans», *Biological Psychiatry* 63, n.º 3 (2008): 263–270.

Una consideración adicional es que el comportamiento agresivo en realidad no puede aumentar los niveles de testosterona. Sin embargo, existen evidencias recientes que indica que la testosterona administrada de forma exógena aumenta el comportamiento agresivo en los hombres dominantes. Justin M. Carré y otros, «Exogenous Testosterone Rapidly Increases Aggressive Behavior in Dominant and Impulsive Men». *Biological Psychiatry* 82, n.º 4 (2017): 249–256.

En otro orden de cosas, aunque la testosterona media el impulso sexual tanto en hombres como en mujeres, hay algunos indicios de que la suplementación con demasiada testosterona en las mujeres puede tener un efecto perjudicial en el impulso sexual, ya que puede aumentar la agresividad, lo que a su vez limita el potencial de las interacciones sexuales. Jill M. Krapf y James A. Simon, «A Sex-Specific Dose-Response Curve for Testosterone: Could Excessive Testosterone Limit Sexual Interaction in Women?» *Menopause* 24, n.º 4 (2017): 462–470.

agresión procede de los resultados de una investigación durante la cual se inyectó esta hormona en mujeres. Las mujeres con «T» se vuelven tan enérgicas y violentas como los hombres. Sabemos que los hombres son más propensos que las mujeres a ser físicamente agresivos e incluso violentos. Por otro lado, las mujeres también tienen un comportamiento agresivo, pero tiende a ser más sutil y a desarrollarse en el ámbito interpersonal. Las mujeres se sienten más afectadas por el dolor psicológico, el ostracismo o el rechazo de las personas que provocan su rabia.

#3 RABIA[52]

Cuando está en equilibrio, el sistema de la RABIA se asocia con la capacidad de defenderse apropiadamente contra las amenazas. También nos permite actuar de forma adecuada cuando estamos enfadados, recurriendo a enfoques constructivos que facilitan la resolución de conflictos.

Cuando está hiperactivo, el sistema de la RABIA puede ser la causa de un temperamento explosivo, provocando una alta hostilidad, y también puede estar relacionado con enfermedades del corazón.

Cuando está inactivo, el sistema de la RABIA suprime nuestras propias defensas, permitiendo, por ejemplo, que nos intimiden o que no podamos defendernos. Un sistema de RABIA poco activo puede ser la causa de desarrollar una personalidad de «víctima».

52. La información sobre las conexiones y la función del sistema de PÁNICO/TRISTEZA se puede encontrar en el capítulo 14, «Loneliness and the Social Bond: The Brain Sources of Sorrow and Grief», Panksepp, *Affective Neuroscience*.

#4 PÁNICO/TRISTEZA

Es posible que Bruce Springsteen tuviera razón… De hecho, hemos «nacido para correr», como dice en su canción *Born to Run.* Parece que también hemos nacido para llorar. Si separamos a cualquier animal pequeño (incluso a un pollito) de su madre, provocaremos desgarradores lamentos de angustia por la separación, súplicas de ayuda e intentos desesperados de reunirse con la madre ausente (en gran medida impulsados por el sistema de BÚSQUEDA). La naturaleza, en su infinita sabiduría, sabe que un bebé recién nacido e indefenso es una víctima apetitosa para un depredador.

Este sistema contribuye a proteger los «lazos sociales de supervivencia»[53] y está incorporado en nuestros cerebros para protegernos ayudándonos a establecer relaciones y a conseguir recursos que son imprescindibles para la supervivencia física y el «bienestar» emocional. Diseñado para mantenernos conectados con los demás (cosa esencial para un animal social), este es el sistema que se activa cuando perdemos a un ser querido. Es la fuente de nuestro dolor y el sustrato neuronal de la angustia. Por esta razón, el sistema PÁNICO/TRISTEZA funciona en colaboración con el sistema CUIDADO: ambos están diseñados para que busquemos compañía, cariño y, si tenemos suerte, una comunidad.

Las experiencias de la primera infancia dan forma a la estructura fundamental del sistema PÁNICO/TRISTEZA. Si bien es cierto que puede haber predisposiciones genéticas que afecten a la reactividad de este sistema, la calidad de nuestros primeros lazos sociales con nuestros cuidadores primarios forma la base de lo seguros que nos sentiremos en el mundo, ya sea fomentando una personalidad

53. Como dice Panksepp de forma tan elocuente: «Al principio, somos criaturas totalmente dependientes cuya supervivencia se basa en la calidad de nuestros lazos sociales, uno de los grandes misterios y regalos de la naturaleza». Panksepp, *Affective Neuroscience.*

ansiosa o suavizando la reactividad. Al satisfacer nuestras primeras necesidades con acierto, calidez y confianza, crecemos con la sensación de que nuestras necesidades están cubiertas y que las personas que nos rodean se sentirán felices de ayudarnos a satisfacerlas. Cuando la atención temprana no es tan cuidadosa, deja marcas duraderas en este sistema, de manera que el niño estará predispuesto a sentir inseguridad y en los años posteriores puede aferrarse a los seres queridos, dando como resultado patrones de comportamiento que alejan a las parejas, o incluso hace que eviten totalmente mantener relaciones profundas. Los desequilibrios en este sistema a menudo afectan a nuestros «estilos de apego». Un estilo de apego seguro o inseguro condicionará la confianza en la capacidad de satisfacer nuestras necesidades en el mundo a través de las relaciones con nuestros seres queridos, lo que a su vez afecta a nuestros sistemas de PÁNICO/TRISTEZA y CUIDADO.

#4 PÁNICO/TRISTEZA

Cuando está en equilibrio, el sistema PÁNICO/TRISTEZA nos permite experimentar y tolerar apropiadamente toda la gama de sentimientos, incluyendo los negativos: tristeza, decepción, nostalgia. Sentir todas las emociones es uno de los signos más fiables de que una persona tiene un nivel alto de equilibrio y resistencia.

Cuando es hiperactivo, puede producir un estilo de apego ansioso, dificultad para separarse de los demás y, en algunos casos, desarrollar un trastorno de pánico. Un sistema de PÁNICO/TRISTEZA hiperactivo puede estar asociado con un trauma.

Cuando está deprimido, podemos experimentar incapacidad para establecer y mantener relaciones personales cercanas y ser evasivos o desdeñosos con los conocidos. Esto, como verás, también puede estar relacionado con un sistema de CUIDADO desequilibrado.

#5 CUIDADO

Bryan Ferry, el solista de la banda Roxy Music, cantaba: «El amor es la droga y necesito conseguirlo».[54] El amor es realmente una droga y necesitamos conseguirlo. Necesitamos experimentar el cuidado de los demás (y el amor) para poder existir. Como mamíferos, también debemos invertir una gran cantidad de tiempo y energía en la crianza de nuestra descendencia. Y esto no implica solo a las madres. Los padres de muchas especies (incluyendo la nuestra) también desarrollan una inclinación a cuidar de los hijos cuando sus «circuitos maternos» se activan por la llegada de crías a sus nidos. Y es el sistema de CUIDADO el que da forma al desarrollo del altruismo, la compasión y la empatía, capacidades humanas innatas en todos nosotros.

El sistema de CUIDADO funciona con opioides internos[55] —analgésicos producidos por nuestro cerebro—, los neuroquímicos que están conectados a nuestras mentes y cuerpos para que sintamos apego hacia nuestros hijos, parejas, padres y amigos. Este es precisamente el sistema que nos proporciona las sustancias químicas natura-

---

54. Esta letra es de una canción escrita por Bryan Ferry y Andy Mackay de la banda Roxy Music, lanzada como single principal del álbum *Siren* en 1975.

55. Opioide es un término moderno que utilizamos para referirnos a cualquier sustancia que se una a los receptores de opioides. Esto incluye tanto los opioides naturales como las sustancias sintéticas. Hugh C. Hemmings y Talmage D. Egan, *Pharmacology and Physiology for Anesthesia: Foundations and Clinical Application* (Nueva York, Elsevier Health Sciences, 2012).

les que nos aportan una sensación de satisfacción y bienestar. Panksepp dice que la fisiología de la maternidad es en realidad la fisiología del amor.[56] Cuando somos anhedónicos, podemos BUSCAR la estimulación de muchas maneras y desear una tonelada de cosas, pero lo que realmente anhelamos es lo que necesitamos. Y lo que realmente necesitamos es lo que la evolución ha diseñado: el contacto social, la conexión y el amor. Una relación sincera, cara a cara, mirándonos a los ojos, de contacto físico con nuestros congéneres (una forma elegante de llamar a los organismos de nuestra propia especie). Demasiadas personas no pueden satisfacer esta urgente necesidad biológica.

(En momentos puntuales, la conexión con un perro o un gato puede ser bastante útil y muy reconfortante. De hecho, mi propio cachorro, Jilly, un chihuahua asustadizo pero muy dulce, es un compañero entrañable en casa y en la oficina, e instintivamente se sienta en el regazo de mis clientes como si fuera un perro de terapia, lo cual hace que las sesiones sean aún más relajantes).

Cuando el sistema de CUIDADO se desregula, sentimos dolor emocional y malestar y nos separamos de los demás, incluidos aquellos a los que creemos que amamos y por los que nos preocupamos.[57] Somos vulnerables a la adicción (el aprendizaje condicionado de los malos hábitos) cuando nuestro sistema opioide interno no funciona correctamente (y algunas personas parecen tener deficiencias hereditarias en los sistemas de CUIDADO). Eso da lugar a la dependencia de drogas externas (o sexo compulsivo, o comer o cualquier otra cosa) para aliviar el sufrimiento. Con la anhedonia, nuestro sistema de CUIDADO está en

56. Panksepp, «The Science of Emotions», *TEDxRainier*, 5 de abril de 2017.

57. Como ha señalado Panksepp, las pequeñas dosis de opioides tienen efectos antidepresivos de acción rápida que no se emplean clínicamente debido al peligro de adicción a dosis más altas. Al parecer, el dolor psíquico puede ser el resultado de un sistema de CUIDADO deficiente o de un sistema de PÁNICO/TRISTEZA hiperactivo, o alguna combinación de ambos. Panksepp y Biven, *The Archaeology of Mind*.

peligro. Nos retiramos de nuestras relaciones importantes o las saboteamos, aislándonos aún más. Un sistema de CUIDADO deprimido nos impide disfrutar de la compañía de otra persona; demasiado CUIDADO bloquea nuestra libido y sofoca nuestra capacidad de experimentar el juego y el disfrute espontáneos. Preocuparse demasiado de los demás también puede socavar el autocuidado saludable. Equilibrar este sistema es crucial para el buen sexo, así como para disfrutar del placer.

#5 CUIDADO[58]

Cuando tu sistema de CUIDADO está equilibrado, te sientes seguro en tus relaciones. Tienes al menos una o dos fuentes de apoyo cercanas y confiables, y participas regularmente en actividades sociales. Eres capaz de amar a los más cercanos a ti sin necesidad de controlarlos. También estás en contacto con la capacidad de amarte a ti mismo y practicar el autocuidado. Sabes establecer límites con los demás, dando sin entregarte.

Cuando el sistema de CUIDADO está hiperactivo, se hace difícil buscar el placer, la diversión y el sexo. Puedes sentir demasiada desconfianza hacia los demás en tu propio detrimento.

Cuando tu sistema de CUIDADO está inactivo, no tienes la capacidad para fomentar o crear lazos sociales duraderos. Te apartas de los seres queridos y puedes evitar cualquier conexión íntima o profunda. Un sistema de CUIDADO poco activo también socavará el DESEO.

---

58. Se puede encontrar amplia información de fondo sobre el sistema de CUIDADO en el capítulo 13, «Love and the Social Bond: The Sources of Nurturance and Maternal Behavior», Panksepp, *Affective Neuroscience*.

#6 JUEGO[59]

Jugar es la alegre ocupación de todos los jóvenes mamíferos (y también de otros afortunados). Jugando aprendemos a explorar y experimentar con nosotros mismos, con los demás y con el mundo, y también aprendemos a socializar. JUGANDO ensayamos las habilidades necesarias para sobrevivir y prosperar. A través del JUEGO, los mamíferos aprendemos las habilidades necesarias para la vida, como la caza, la búsqueda de comida, el cortejo y el apareamiento. JUGANDO aprendemos a llevarnos bien con los demás, ya sea compitiendo, cooperando, comprometiéndonos, cortejando o apareándonos, y también aprendemos a saber quién es de fiar y a quién debemos evitar en tales actividades.

Pienso en mi nieto de dos años, que vive una apasionada aventura amorosa con el mundo: todo le fascina, todo le llama la atención, todo sirve para inventar un juego nuevo. Para él, comer es un juego. ¿Cuántos trozos de comida se pueden manipular y trocear antes de ser comidos? ¿Y lo divertido que es dejar caer discretamente unas cuantas zanahorias en el suelo para que el perro vaya corriendo a buscarlas? La banda sonora del JUEGO, risas alegres y gritos de diversión, en los bebés humanos es música para los oídos de sus cuidadores.

La naturaleza ha infundido a los seres humanos el fenómeno de la neotenia,[60] lo que significa que conservamos ciertos rasgos y cualidades infantiles mucho más tiempo que otros animales, con la excepción de los demás grandes simios. De media, la niñez y la adoles-

59. Para una explicación detallada del sistema de JUEGO y su papel en el desarrollo, socialización, aprendizaje y alegría, ver el capítulo 15, «Rough-and-Tumble Play: The Brain Sources of Joy», en Panksepp, *Affective Neuroscience.*

60. Panksepp, *Affective Neuroscience.* No solo tardamos mucho tiempo en crecer, sino que nuestros lóbulos frontales no se desarrollan completamente hasta los veinticinco años. Elizabeth R. Sowell y otros, «In Vivo Evidence for Post-Adolescent Brain Maturation in Frontal and Striatal Regions», N*ature Neuroscience* 2, n.º 10 (1999): 859-861.

cencia ocupan alrededor del 20% de nuestra vida, aunque algunos padres de hijos «adultos» que no se van de casa podrían argumentar que dura bastante más tiempo. Incluso hemos añadido una nueva etapa al ciclo de vida humano, los años de la odisea, entre la adolescencia y la edad adulta, añadiendo una década adicional de exploración. Convertirse en un *Homo sapiens* completamente desarrollado es un proceso complicado y laborioso. Los estudios han demostrado que el lóbulo frontal, donde reside el circuito «ejecutivo» que nos permite planificar, ejecutar tareas complejas y controlar nuestros impulsos, no es del todo funcional hasta que alcanzamos la mitad de la veintena. ¡Esto explica muchas cosas!

Aunque hay varios tipos de sistemas de JUEGO, el principal, aquel en el que se apoyan los demás, se llama JUEGO RUDO.[61] Se refiere a cuando los niños juegan a subirse unos encima de otros, luchar o tirarse por el suelo, algo que está bastante pasado de moda, en parte porque los padres y las escuelas ven este tipo de comportamiento como potencialmente peligroso o políticamente incorrecto. Nos preocupan mucho las actitudes de intimidación o las lesiones físicas que ocurren en los patios de recreo, por eso los niños cada vez disponen de menos tiempo para disfrutar de este comportamiento necesario. De hecho, el déficit de JUEGO RUDO en la cultura actual parece tener consecuencias graves e indeseadas en el desarrollo de nuestros niños. Al carecer del tan necesario tiempo de JUEGO RUDO, el sistema nervioso de los niños se ve privado de las actividades que conformarán y sintonizarán su «cerebro social», impres-

61. El JUEGO rudo es tan importante que su ausencia podría aumentar la prevalencia de los trastornos por déficit de atención e hiperactividad. Jaak Panksepp, «Can PLAY Diminish ADHD and Facilitate the Construction of the Social Brain?», Journal of the Canadian Academy of Child and Adolescent Psychiatry 16, n.º 2 (2007): 57–66. E incluso es posible modelar los beneficios de la terapia de JUEGO en ratas: Jaak Panksepp, Jeff Burgdorf, Cortney Turner y Nakia Gordon, «Modeling ADHD-Type Arousal with Unilateral Frontal Cortex Damage in Rats and Beneficial Effects of Play Therapy». *Brain and Cognition* 52, n.º 1 (2003): 97–105.

cindible para que haya equilibrio entre el CUIDADO y el PÁNICO. No reciben comentarios sobre lo que la gente encuentra agradable en su comportamiento ni aprenden el fino arte de socializar libremente. Así que, cuando se enfrentan a situaciones sociales, se paralizan. No saben cómo participar, cómo interactuar ni cómo quemar energía a través del juego físico con los demás. Panksepp y otros creen que los niños privados de la oportunidad para el juego físico están en riesgo de desarrollar impulsos hiperactivos, distracción e inquietud que pueden interpretarse como síntomas de déficit de atención e hiperactividad (TDAH). Cuando se les diagnostica el TDAH, a los niños se les suelen recetar anfetaminas, que a su vez parecen disminuir la necesidad de jugar. Sin embargo, según numerosos estudios sobre el TDAH, el JUEGO RUDO parece reducir la gravedad de los síntomas de hiperactividad. Este es otro ejemplo de que, culturalmente, tendemos a apoyar las soluciones farmacéuticas, desalentando comportamientos necesarios.

El tipo de juego más comúnmente aceptado hoy en día implica que los niños se queden en sus habitaciones encorvados sobre pantallas de ordenadores o consolas, en un mundo de fantasía, o jugando solos con un objeto, como un juguete o una muñeca. Estos juegos son actividades solitarias, aunque haya otros «jugadores» en la habitación o en línea. En este tipo de juegos individuales, desde los juegos de ordenador hasta las muñecas, el juego se desarrolla en un mundo de fantasía. Nuestros niños cada vez pasan más tiempo jugando solos y en pareja, tiempo que va mucho más allá del número de años que de otra manera dedicarían a los juegos sociales, interactivos y cara a cara. Al no participar en el JUEGO RUDO, los niños pierden la oportunidad de aprender a coexistir con otros creando espacios seguros en los que disfrutar de la interacción y, en última instancia, a regular la respuesta de lucha o huida del estrés. Por eso, el JUEGO es una importante forma de aprendizaje, tanto físico como social, que nos enseña a comunicarnos y a llevarnos bien con los demás, a disfrutar de forma espontánea y a relajarnos y soltarnos. Un sistema de JUEGO que funcione bien es parte integral de un sistema de placer saludable y robusto. El sistema de JUEGO es literalmente la fuente de nuestra alegría social. Nuestra capacidad de experimentar placer y contrarrestar el estado contrario, la anhedonia, está muy ligada a la capacidad de reiniciar la conexión cuerpo-cerebro para que nos concedamos a nosotros mismos permiso para JUGAR. Suena simple, y lo es, pero también es una profunda experiencia humana y una emoción necesaria para la salud y la supervivencia.

#6 JUEGO

Cuando tu sistema de JUEGO está en equilibrio, tienes sentido del humor, sabes relajarte, entretenerte y divertirte. Tienes aficiones o intereses y, por lo demás, disfrutas de la parte alocada de la vida.

Un sistema de JUEGO hiperactivo puede impedirte desarrollar comportamientos adultos maduros, como si fueras un eterno Peter Pan. Puede ponerte difícil acceder a las cosas de la edad adulta, comprometerte con el trabajo y los compañeros mientras sigues buscando actividades más lúdicas.

Cuando tu sistema de JUEGO está poco activo, puede que no seas capaz de relajarte lo suficiente para divertirte. Si no podías jugar cuando eras niño, puede que te sientas incómodo en las relaciones sociales y tengas dificultades para manejar el estrés diario. Un sistema de JUEGO poco activo puede hacer que te sientas demasiado cohibido y controlador.

#7 DESEO SEXUAL[62]

La madre naturaleza ha dotado a todos los animales con el impulso primario de fusionarse. A primera vista, parece estar destinado a salvaguardar la supervivencia de la especie, pero es algo mucho más profundo. Aportar nuestros genes a la herencia genética no beneficia directamente al individuo, sino que solo contribuye a la perpetuación de la especie, por lo que la sexualidad humana es compleja, no está destinada solamente a la reproducción. Los comportamientos sexuales son, en esencia, una especie de aglutinante social. Los vínculos que establecemos a través de las conexiones sexuales forjan importantes relaciones que nos benefician. Las conexiones sexuales pueden proporcionarnos seguridad al establecer relaciones con personas que pueden nutrirnos y protegernos. Es una forma de cimentar nuestros lazos y proporciona experiencias trascendentales de conexión con uno mismo y con los demás. Incluso en las investigaciones de la sexualidad animal está claro que las emociones sociales son de hecho un componente clave del DESEO SEXUAL. Para obtener sexo, incluso los animales necesitan desarrollar algunas habilidades sociales rudimentarias. Esta fuerte motivación contribuye de forma notable al desarrollo de habilidades sociales en todas las especies, además de otros beneficios considerables.

Tenemos toneladas de datos sobre esto que mi colega, mentora y querida amiga, la Dra. Beverly Whipple,[63] nombrada una de las

62. Todo lo que siempre quisiste saber sobre el sistema de DESEO (pero tenías miedo de preguntar) está explicado en el capítulo 12, «The Varieties of Love and Lust: Neural Control of Sexuality», Panksepp, *Affective Neuroscience.*

Y el sexo no es solo sexo. El comportamiento sexual implica una «compañía amigable» que Panksepp considera «esencial para la salud mental de los humanos y probablemente de la mayoría de los mamíferos». Panksepp, *Affective Neuroscience.*

63. Beverly Whipple, *The Health Benefits of Sexual Expression* (Nueva York, Planned Parenthood Federation of America, 2007).

cincuenta científicas más influyentes del mundo por la revista *New Scientist* (2006), compiló en una publicación sobre planificación familiar, «Los beneficios para la salud de la expresión sexual». Entre ellos figuran los beneficios físicos de la actividad sexual, como la longevidad, la reducción del riesgo de enfermedades coronarias y la disminución del riesgo de diabetes de tipo 2. Los estudios también han indicado menores tasas de cáncer de próstata en los hombres, ligadas a eyaculaciones más frecuentes, y menores tasas de cáncer de mama en las mujeres sexualmente activas. Ser sexualmente activo tiende a mejorar la inmunidad, el sueño, la fertilidad, el estado de ánimo, la reducción de los síntomas de ansiedad y depresión, y el control del dolor crónico. Y no olvidemos que el comportamiento sexual puede mejorar los sentimientos de bienestar y autoestima, así como suavizar las asperezas en una relación facilitando el vínculo.

Y, como es obvio, todos los demás sistemas (BÚSQUEDA, RABIA, MIEDO, PÁNICO/TRISTEZA, CUIDADO y JUEGO) influyen en el DESEO. Cuando cualquiera de los otros sistemas emocionales está desequilibrado, el DESEO SEXUAL se ve afectado.

#7 DESEO SEXUAL

Cuando tu sistema de DESEO está en equilibrio, deseas practicar sexo y experimentas satisfacción cuando lo obtienes. Te sientes cómodo con su nivel de deseo y abierto a explorar formas de experimentar placer.

Cuando tu sistema de DESEO es hiperactivo, puedes mostrar algunas conductas fuera de control, inapropiadas o dañinas sexualmente. Por ejemplo, puede que desarrolles una adicción a la pornografía o que te masturbes en exceso.

Cuando tu sistema de DESEO está inactivo, tienes poco interés por el sexo y no puedes sentir deseo sexual.

Cuando cualquiera de nuestros sistemas emocionales centrales se desequilibra, como es el caso cuando estamos ansiosos o anhedónicos o nos sentimos sexualmente frustrados, nuestro cerebro superior no puede funcionar en su totalidad; el sistema emocional primario de la parte inferior del cerebro y el nivel secundario de la mente/cerebro toman las riendas y te conducen. Es por eso por lo que, por muchas visualizaciones que practiques, no puedes salir de tu estado de ansiedad, ni sentir la emoción de la excitación sexual ni llorar de alegría, a menos que seas consciente de lo que hay en el sótano de tu cerebro. Nuestro cerebro superior no está capacitado para llevar a cabo la tarea de darles la vuelta a las emociones básicas, sensibilizadas por viejas experiencias y hábitos emocionales. No importa cuánto entrenemos nuestro córtex prefrontal, simplemente no somos capaces de devolvernos los placeres que la naturaleza nos ofrecía.

Nuestra vida emocional básica nos afecta más de lo que reconoce la psicología actual.[64] Aunque ahora prestamos mucha atención a los procesos «de arriba abajo» y al aprendizaje de nivel superior, necesitamos también seguir el proceso subyacente de abajo arriba que fusiona nuestras experiencias vitales y amorosas. Lo que es fascinante, en mi opinión, es que este nivel de la experiencia emocional es todavía, en general, a menudo inconsciente. Lo que llamamos conciencia

64. Piotr Winkielman y Kent C. Berridge, «Unconscious emotion». *Current Directions in Psychological Science* 13, n.º 3 (2004): 120–123.

es en realidad una pequeña ventana de aproximadamente veinte o treinta segundos. En última instancia, vivimos en esa pequeña ventana que es la «memoria de trabajo», aunque «bajo el capó» suceden muchas más cosas.

Una de las contribuciones más importantes de Panksepp es su idea de que solo viendo cómo funcionan nuestras emociones básicas y más primarias podemos apreciar y controlar (o manipular) nuestra propia experiencia. En otras palabras, a menos que nuestros niveles emocionales más básicos funcionen bien, nuestro córtex prefrontal no tiene ninguna ventaja. Además, sin abordar de forma adecuada los niveles centrales de las emociones «en crudo», nuestros intentos de regularlas a través de terapias centradas en las cogniciones (pensamientos, percepciones o creencias) o combinadas con terapias de comportamiento, simplemente pueden no ser suficientes para producir beneficios a medio y largo plazo. Sabemos que, a pesar de nuestra perspicacia, nuestras buenas intenciones y nuestros más decididos esfuerzos por modificar las formas negativas de pensar y comportarse, volvemos a caer demasiado a menudo en los mismos estados de angustia que hemos intentado cambiar.

A pesar de la evidencia de que Panksepp, Darwin y otros han demostrado estas capacidades emocionales innatas, solo ahora nos estamos centrando en ampliar nuestro conocimiento clínico sobre cómo impactar en ellas positivamente.

Como verás en la segunda parte, donde presento a pacientes de mi consulta, los desequilibrios en cualquiera de las siete emociones centrales pueden tener un gran impacto en nuestro bienestar general. Cuando cualquiera de ellas se ve alterada o socavada, no solo tenemos dificultades para experimentar placer (sexual o de cualquier otro tipo), sino que también sufrimos malestar constante o infelicidad.

Por estas y otras razones, nuestros «instintos animales» no deben ser ignorados, sino, más bien, aprovechados como fuente de información para abordar la anhedonia y conseguir un verdadero cambio. Existe una gran diferencia entre aprovechar la información que nos proporcionan estos sentimientos y ser secuestrado por ellos. La capacidad de evitar este secuestro emocional es la clave para alcanzar una vida más feliz y saludable.

SEGUNDA PARTE

Restaurar el cerebro emocional

4

Reequilibrar el sistema de BÚSQUEDA: cuando te gusta lo que necesitas

Con diecinueve años, Tim es uno de mis pacientes más jóvenes. Vive con sus padres, no trabaja y tiene demasiado miedo de salir al mundo. Sus padres están preocupados porque, después de graduarse en la escuela secundaria hace dos años, donde sacó muy buenas notas, Tim parece ser incapaz de hacer nada. «Se sienta en el sofá a ver la televisión, a jugar a videojuegos y a leer». La buena noticia es que, después de dos semanas de ser asediado por sus padres, Tim acudió a mi consulta y ha estado viniendo a terapia durante las últimas semanas, abriéndose poco a poco e implicándose cada vez más.

Tim es un chico delgado, alto, de aspecto agradable, aunque no sobresaldría en una multitud. Pasa la mayor parte de la sesión mirando sus zapatillas deportivas. Cuando de vez en cuando levanta la vista lo suficiente para mirarme, me impresiona el color de sus ojos. Azul cielo. Azul bebé. Azul Paul Newman. Pero lo que realmente me sorprende es la tristeza que hay en ellos. Aunque parece más joven de lo que es, su mirada entornada es la de un alma vieja y muy melancólica.

Dice que se encuentra bien, pero que sus padres quieren que vaya a terapia porque piensan que está desperdiciando su vida. Tim parece estar atrapado en una plataforma de lanzamiento fallida que lo tiene atado desde que terminó la secundaria. Empieza a ponerme al corriente. Justo después de su graduación, hizo un breve intento en la universidad local pero dejó de ir a clases porque no le veía sentido. Sus padres, ambos exitosos ejecutivos de nivel medio, siguen alentándolo a probar una universidad diferente. Aunque les dice que solicitará plaza en otro sitio, no lo hace. Tiene un trabajo a tiempo parcial en una pizzería, y le gusta dibujar, sobre todo cómic. Pasa mucho tiempo jugando, viendo programas deportivos, dibujando en su habitación y, de vez en cuando, saliendo con su hermano menor, de diecisiete años. Pero aun así, Tim pasa la mayor parte de su tiempo solo.

Le pregunto si se siente solo y si quiere salir con alguien. Se encoge de hombros y me dice que no sabe si está solo. Sobre las chicas, dice que se siente muy incómodo con ellas. A medida que profundizamos en nuestra relación, lo confiesa. «Me siento demasiado cohibido cuando estoy con chicas», reflexiona. Profundizando aún más, revela que tiene tendencia a «sentir pánico» cuando está en un lugar donde hay mucha gente, en clase, en los restaurantes, cuando tiene que comer delante de desconocidos y, a veces, «sin ninguna razón».

Tim no le ha confesado esto a nadie más. No es precisamente muy «guay» que un chico hable sobre su trastorno de pánico con sus compañeros o su familia. Obviamente, sus padres saben que algo le pasa, que está ocultando algo. Sus profesores lo consideraban un chico tranquilo y tímido. Su hermano y los demás niños del vecindario piensan que es raro. Y, como no ha sufrido un ataque de pánico total que llamara la atención sobre su problema, hasta ahora ha manejado su vida social pasando desapercibido y evitando personas, lugares y situaciones que pudieran desencadenar su pánico. Permanecer cerca de la casa donde se siente seguro y unido a su familia es tanto un intento de solución como la perpetuación del problema, ya que le impide desarrollar más confianza a través de la experiencia. Sin embargo, Tim no lo sabe.

Aunque no está deprimido (todavía), está claro que su sistema PÁNICO/TRISTEZA está interfiriendo, y puede que suprimiendo, su sistema de BÚSQUEDA. Acudir a la terapia es el primer paso consciente que ha dado recientemente para activar su sistema de BÚSQUEDA, así que es una buena señal. Necesita esta motivación para empezar a encarrilarse, por así decirlo, para que su apetito y curiosidad vuelvan y sirvan como antídoto a su propensión genética al pánico y al sufrimiento. Si no aprende a poner en marcha su sistema de BÚSQUEDA, corre el riesgo de entrar en pánico cada vez más, aislándose y evitando los contactos sociales, el verdadero disfrute social y sexual que una persona joven necesita para crecer y disfrutar.

Equilibrar el sistema de BÚSQUEDA de Tim

Al principio, la terapia de Tim consiste en que yo le haga preguntas, por ejemplo: «¿Te satisface vivir aislado del mundo?». Estoy tratando de despertar sus ganas por tener una novia, amigos, una carrera, perseguir sus intereses. Y, como siempre hago con los pacientes, le pregunto sobre su sexualidad, al igual que por todo lo demás. ¿Se ha explorado a sí mismo sexualmente? Con los pacientes, mi norma es que, si puedes hablar de sexo, ¡puedes hablar de todo! Como terapeuta y neurocientífica, sé que el verdadero cambio solo puede ocurrir si entiendo a una persona en su totalidad, y eso incluye saber cómo es su vida sexual. Para Tim también es importante entenderse a sí mismo desde el punto de vista sexual. Una visión sin restricciones del centro de su ser emocional lo ayudará más tarde, cuando trabajemos de arriba hacia abajo. En este momento, sin embargo, sé que lo primero es que Tim se dé permiso para disfrutar de todo lo que quiera, incluido el sexo. Las respuestas de Tim a mis preguntas son esclarecedoras: admite que, detrás de su nerviosismo, que trata de controlar quedándose en casa con su familia, alberga un miedo concreto a sus deseos sexuales. Por ninguna razón aparente, Tim ha llegado a temer que su deseo de besar y tocar a una chica, de estar con ella termine en catástrofe, ya sea porque la chica lo rechace o porque le muestre repugnancia. En su cabeza sigue imaginando escenarios que han llegado a convertirse en una espiral infinita cuando se va a la cama cada noche. La intensidad de esta fantasía lo ha aterrorizado tanto que, a modo de defensa, ha apagado todos los demás sentimientos, y él ha quedado anulado.

Para empezar, debo ayudar a Tim a reconocer que su sistema de BÚSQUEDA está anulado, y después a ser consciente de lo que quiere: una novia, un trabajo, una vida social, por ejemplo. Por supuesto, me pregunto qué le ocurre. ¿Por qué ha dejado de querer cosas para sí mismo? ¿Qué ha pasado con su curiosidad? ¿Dónde está su entusiasmo por las cosas que dan placer? ¿Por qué ha dejado de buscar?

Consciente e inconscientemente, Tim apagó su sistema de BÚSQUEDA como medida defensiva para contener su PÁNICO/TRISTEZA; de hecho, si no hubiera estado configurado de esta manera, su sistema de BÚSQUEDA le podría haber bastado para superar sus temores sexuales. Sin embargo, no podía salir del bucle de MIEDO que sentía. Y, aunque no podemos volver a configurarlo, la mejor manera de sacarlo de su estado defensivo (activado por su miedo) es alimentar su sistema de BÚSQUEDA.

Cómo aprende el cerebro: BUSCANDO placer

Si el sexo es esencialmente gratificante por el placer que proporciona, ¿por qué lo evitamos? ¿Por qué el sexo puede causar sufrimiento, ansiedad y temor?

Hace años, los neurocientíficos, psicólogos cognitivos y otros estudiosos del cerebro y el comportamiento humano describieron el sistema de BÚSQUEDA como el camino de «recompensa».[65] Aunque el sistema de BÚSQUEDA está muy relacionado con la recompensa, o más exactamente con el refuerzo, nuestro conocimiento actual de cómo funciona es mucho más detallado. Tal como está diseñado nuestro cerebro, estamos programados para desear todo tipo de recompensas (comida, estímulos físicos, la gratificación por un trabajo bien hecho), y este deseo (una dimensión del sistema de recompensas) actúa más o menos de forma automática y depende de la parte inferior del cerebro. Cuanto más deseamos recompensas más complejas, más utilizamos las capacidades cognitivas que operan desde el cerebro «superior». De hecho, nuestra capacidad para experimentar placer comienza con la BÚSQUEDA y termina con el aprendizaje. Estas distinciones se reflejan en el historial de la experimentación sobre los procesos de recompensa.

Empezando por los primeros conductistas,[66] los científicos pensaron que el proceso de recompensas era simplemente una expresión de cómo aprende nuestro cerebro (es decir, el resultado del mecanis-

---

65. Panksepp señala que los centros de recompensa/refuerzo tradicionalmente se han asociado con el «placer», pero en realidad están más involucrados en «la búsqueda, la recolección y las expectativas positivas» que constituyen el sistema de BÚSQUEDA. Este sistema está diseñado para que prestemos atención y aprendamos de las experiencias. Satoshi Ikemoto y Jaak Panksepp, «The Role of Nucleus Accumbens Dopamine in Motivated Behavior: A Unifying Interpretation with Special Reference to Reward-Seeking», *Brain Research Reviews* 31, n.º 1 (1999): 6–41.

66. B. F. Skinner, «Operant Behavior», *American Psychologist* 18, n.º 8 (1963): 503–515.

mo integrado de perseguir la recompensa, y una vez conseguida, la recompensa refuerza el comportamiento). Edward Thorndike, que identificó una forma más compleja de aprendizaje que llamó «condición operante», realizó un experimento con un gato en una jaula. Después de utilizar en varias ocasiones el método de ensayo y error, finalmente el gato consiguió salir de la jaula y comer. Repetía la misma acción cada vez que lo metían en la jaula. El comportamiento del gato, pues, «operaba» en el entorno, creando una consecuencia deseada: escapar de la jaula para conseguir una golosina.

Lo que aprendimos de estos primeros experimentos fue que las recompensas forman parte de nuestro proceso de aprendizaje.[67] Esta evolución en nuestra comprensión comenzó en gran parte con el trabajo de James Olds y Peter Milner, quienes descubrieron por casualidad los «circuitos de recompensa» mientras estudiaban otras regiones del cerebro. Continuaron haciendo una serie de experimentos en los que fijaron electrodos a varias regiones del cerebro de las ratas para ver cómo respondían a la estimulación eléctrica placentera. Los animales accionaban palancas para obtener la estimulación. Lo que sorprendió a Olds y Milner fue su observación de que los animales estaban tan obcecados en accionar las palancas para obtener la estimulación, que se olvidaban de comer y beber. Olds y Milner se encontraron con dos importantes descubrimientos: 1) que los «puntos calientes» para el placer se encuentran en

67. James Olds y Peter Milner, «Positive Reinforcement Produced by Electrical Stimulation of Septal Area and Other Regions of Rat Brain». *Journal of Comparative and Physiological Psychology* 47, n.º 6 (1954): 419–427.

Otros investigadores pudieron determinar que el sistema de «recompensa» se aplana cuando se produce un aprendizaje y una señal predice la «recompensa» (y, por consiguiente, los estímulos en sí ya no se experimentan como gratificantes). Jeffrey R. Hollerman y Wolfram Schultz, «Dopamine Neurons Report an Error in the Temporal Prediction of Reward during Learning». Nature Neuroscience 1, n.º 4 (1998): 304–309; Wolfram Schultz, «Dopamine Reward Prediction Error Coding». *Dialogues in Clinical Neuroscience* 18, n.º 1 (2016): 23–32.

numerosos lugares, no solo en uno, como se pensaba anteriormente; 2) que las neuronas de la dopamina localizadas en el cerebro medio juegan un papel activo en lo que motiva a los animales a accionar la palanca, una respuesta tan fuerte que dejan de comer y beber por un tiempo. Más tarde, los científicos observaron que estos picos de dopamina no solo se producían cuando el animal obtenía la estimulación eléctrica (la recompensa), sino también cuando predecía que iba a obtener la recompensa de la estimulación eléctrica o, en su defecto, una golosina.

La predicción o expectativa de nuestro cerebro de obtener una recompensa placentera subyace a la motivación para obtener placer.[68] De hecho, se considera que el camino hacia el placer tiene tres componentes distintos, cada uno de los cuales tiene su propio mecanismo neurobiológico y representa una fase de una secuencia. En primer lugar, la fase inicial está marcada por el *deseo* de placer, seguida del *gusto* por lo que se busca (una especie de consumación) y, a continuación, el *aprendizaje*. Esta última fase de la secuencia asegura que el cerebro-cuerpo recuerde la conexión entre el deseo y el gusto y codifica esta conexión en el nivel medio del cerebro, permitiendo la predicción de la recompensa en el futuro.

La mayor parte de este proceso es posible gracias a la dopamina mesolímbica que opera desde el cerebro medio.[69] La dopamina mesolímbica prepara la motivación, la atención y la expectativa, todas ellas características del sistema de BÚSQUEDA. Este sistema dopaminérgico es esencialmente una «vía de refuerzo» que proviene de regiones subcorticales específicas del cerebro que forman «puntos

68. Kringelbach y Berridge, «Towards a Functional Neuroanatomy». Leknes y Tracey, «A Common Neurobiology for Pain and Pleasure».

69. Roy A. Wise y Pierre-Paul Rompre, «Brain Dopamine and Reward». *Annual Review of Psychology* 40, n.º 1 (1989): 191–225 y John D. Salamone y Mercè Correa, «The Mysterious Motivational Functions of Mesolimbic Dopamine». *Neuron* 76, n.º 3 (2012): 470–485.

calientes hedónicos», que refuerzan las experiencias positivas para que las recordemos. Este tipo de memoria puede eludir las áreas cerebrales de orden superior, incluyendo el córtex prefrontal. Permanece en el subconsciente, es decir, en el sistema límbico.

Cuando funciona bien, el sistema de BÚSQUEDA actúa aparentemente así:[70] i) nuestro cerebro busca un estímulo agradable; ii) a continuación calcula el valor de la recompensa y los costes asociados; iii) determina los requisitos de esfuerzo para obtener ese estímulo; iv) decide obtener ese estímulo, y v) anticipa y aumenta la motivación para obtener ese estímulo. La dopamina es el principal neuroquímico que «activa» esta reacción en cadena.

Durante la mayor parte de la década de 1980, los científicos pensaban que los picos de dopamina generaban o permitían el placer del estímulo, por eso es frecuente referirse a la dopamina como el neurotransmisor del placer.[71] Pero, recientemente, los neurocientíficos han diseccionado todo este proceso de aprendizaje de recompensa. Aunque también se ha demostrado que los niveles de dopamina están relacionados con la transición del querer (el deseo de placer) al gustar (es decir, la experiencia de placer), esta hormona no es la que facilita la sensación de gusto.

Al principio, cuando pasamos de querer una recompensa (saliencia incentiva) a obtenerla, experimentando estímulos placenteros, el nivel de dopamina aumenta súbitamente. Justo después, esta hormona transfiere una señal al cerebro de nivel medio (aprendizaje/memoria), creando así una asociación con la recompensa, lo que en el futuro nos permitirá predecir que podemos recibir esa recompen-

---

70. A. Der-Avakian y Athina Markou, «The Neurobiology of Anhedonia and Other Reward-Related Deficits», *Trends in Neurosciences* 35, n.º 1 (2012): 68–77.

71. Kent C. Berridge y Morten L. Kringelbach, «Neuroscience of Affect: Brain Mechanisms of Pleasure and Displeasure», *Current Opinion in Neurobiology* 23, n.º 3 (2013): 294–303.

sa. Sin embargo, si la recompensa continúa siendo siempre la misma, el pico de dopamina disminuye y el aprendizaje cesa.

Piensa en Tim por un momento: si no estuviera nervioso, lo más probable es que su interés por las chicas y su deseo de sexo le hubieran empujado a ser más activo socialmente. Este comportamiento de BÚSQUEDA habría calmado su PÁNICO (si no hubiera estado conectado de forma tan estrecha) y le habría impedido entrar en modo de defensa total (cierre). El simple hecho de hablar con una chica tendría el potencial positivo de aumentar su dopamina y reforzar la vía del placer lo suficiente como para motivarlo a repetir el comportamiento si su sistema PÁNICO/TRISTEZA no se activara tanto. Estando programados deseo y recompensa, cada vez que Tim hablara con una chica podría experimentar una subida de dopamina. Esto ocurriría, incluso, aunque simplemente recordara haber hablado con una mujer. Pero, por desgracia, el sistema de PÁNICO/TRISTEZA de Tim, siendo como es, se interpone en su camino.

Esta relación entre el deseo y la BÚSQUEDA, la base del sistema dopaminérgico, es más complicada aún, y recientemente se ha descrito más como un aprendizaje que como una recompensa.[72] Como dice Wolfram Schultz, uno de los científicos preeminentes que estudian la recompensa, «las recompensas producen aprendizaje».

Sin embargo, él y otros han señalado que este tipo de aprendizaje solo continúa si hay una *diferencia* entre la expectativa de recompensa y la recompensa real. Para aprender, nuestro cerebro necesita que haya alguna diferencia entre la recompensa real obtenida (positiva o negativa) y la esperada. Este tipo de aprendizaje también se conoce como diferencia temporal. Como dice Schultz: «Si la recom-

72. Schultz, «Dopamine reward prediction error coding».

pensa es exactamente como se predice, no hay error de predicción, y por lo tanto nuestro comportamiento no cambia; no aprendemos nada. El mecanismo de aprendizaje funciona porque esperamos cometer errores de predicción positivos y odiamos los negativos. Esto es lo que impulsa la vida y la evolución». Las expectativas también juegan un gran papel en nuestras emociones. Cuando conseguimos lo que queremos —y lo que esperamos—, somos bastante felices, al menos por un tiempo. Sin embargo, podemos acostumbrarnos rápidamente a obtener la misma recompensa una y otra vez, y entonces terminamos queriendo algo nuevo o mejor. Si conseguimos más de lo que esperamos, somos felices de nuevo (por un tiempo). Por otro lado, cuando nuestras expectativas se ven recompensadas de forma negativa (no obtenemos lo que esperamos), podemos enojarnos bastante. En pocas palabras: el incumplimiento de nuestras expectativas, para bien o para mal, es a menudo la fuente de nuestras reacciones emocionales.

En el aprendizaje que proviene del error de predicción participan dos tipos de dopamina: la física y la tónica.[73] La interacción entre ambas arroja más luz sobre la complejidad del sistema de BÚSQUEDA y la forma en que se cree que funciona. Cuando se predice una recompensa placentera, en la parte inferior del cerebro tiene lugar un proceso automático que libera la dopamina fásica. La dopamina tónica (liberada y regulada por el córtex prefrontal) es la que constituye el «fondo» en el que «flota» la dopamina fásica, y contribuye a regular sus picos y caídas. El cerebro-cuerpo trabaja sin descanso para mantener un equilibrio entre estas acciones aparentemente opuestas de la dopamina. Cuando nuestro sistema de

73. Stan B. Floresco y otros, «Afferent Modulation of Dopamine Neuron Firing Differentially Regulates Tonic and Phasic Dopamine Transmission». *Nature Neuroscience* 6, n.º 9 (2003): 968–973; Wolfram Schultz, «Getting Formal with Dopamine and Reward». *Neuron 36*, n.º 2 (2002): 241–263.

BÚSQUEDA funciona con normalidad, la dopamina fásica regula nuestra motivación para perseguir las sensaciones placenteras y alejarnos de las sensaciones o estímulos desagradables. Si la dopamina fásica es poco activa, tenemos una baja respuesta a la estimulación; si es demasiado activa, puede causar una BÚSQUEDA impulsiva o fuera de control. En ambos casos, el trabajo de la dopamina tónica es mantener la dopamina fásica en funcionamiento.

Sin embargo, algunas personas están genéticamente predispuestas a tener niveles bajos de dopamina tónica,[74] como Tim, o tal vez tengan menos receptores de dopamina en los que el neurotransmisor pueda hacer su trabajo, lo que las vuelve más susceptibles tanto a la depresión como a la anhedonia o a no ser capaces de regular la subida de la dopamina fásica. De hecho, Tim tiene un déficit de dopamina; bioquímicamente, es probable que le falten algunos receptores de dopamina o que no produzca los suficientes; como resultado, su cerebro-cuerpo está inundado de hormonas de estrés que lo llevan a evitar las reuniones sociales. Cualquiera que haya pasado por un período prolongado de estrés aumenta sus niveles de dopamina tónica, lo cual acaba reduciendo los efectos de la dopamina fásica y altera el sistema de búsqueda. Y, al final, se crea un estado de agotamiento tal que la anhedonia se convierte en una especie de fondo de pantalla emocional, al que estamos tan acostumbrados que ni siquiera nos damos cuenta de que lo que nos falta es la capacidad de experimentar placeres satisfactorios y gratificantes.

Y en el caso de Tim, que no ha experimentado la necesidad de BÚSQUEDA (pico fásico), sino más bien una total ausencia de

74. Abdalla Bowirrat y Marlene Oscar-Berman, «Relationship between Dopaminergic Neurotransmission, Alcoholism, and Reward Deficiency Syndrome». *American Journal of Medical Genetics Part B: Neuropsychiatric Genetics* 132B, n.º 1 (2005): 29–37.

deseo, su base tónica inhibe aún más su sistema cerebro-cuerpo, de ahí que se quede encerrado en su madriguera. En su caso, tenemos que ayudarlo a recuperar el deseo básico de percibir sensaciones para que consiga reequilibrar sus niveles de dopamina. El hecho de que la dopamina en sí misma sea más compleja de lo que antes se pensaba, refuerza la idea de que podemos experimentar interrupciones en el sistema de BÚSQUEDA de más de una manera: que no haya suficiente dopamina tónica flotando en el «fondo»; que no haya suficientes receptores para garantizar fuertes «estallidos» de dopamina fásica al predecir una recompensa; o que haya demasiada dopamina tónica, lo cual reduce la intensidad de los picos fásicos.

Algunos pasos de este ciclo de placer son conscientes, pero la mayoría no lo son y tienen lugar por debajo del nivel de nuestra conciencia.[75] Lo que es significativo es que este ciclo ocurre de forma similar en todos los mamíferos (humanos y no humanos por igual), lo que indica que este ciclo de placer evolucionó porque tiene una clara función de supervivencia.

El placer no es simplemente un deseo de recibir una recompensa gratificante, sino que también tiene importantes funciones biológicas. Esto es fascinante. De hecho, creo que apunta tanto a cómo podemos salir de la anhedonia como a por qué el sexo, en particular, es tan importante. En otras palabras, al ser una experiencia somática y consciente, el sexo tiene la capacidad de provocar el camino del placer y reiniciar el sistema de BÚSQUEDA, liberándonos de la

---

75. Como ha señalado Panksepp, nuestras experiencias emocionales básicas provienen de un lugar muy antiguo de nuestro cerebro/mente, una «conciencia fenoménica» que precede a los sistemas de conciencia que se desarrollaron mucho más tarde en nuestra evolución. Jaak Panksepp, «Neurologizing the Psychology of Affects: How Appraisal-Based Constructivism and Basic Emotion Theory Can Coexist», *Perspectives on Psychological Science* 2, n.º 3 (2007): 281–296.

anhedonia. Estoy segura de que si Tim se ve a sí mismo como un Maserati perfectamente ajustado que necesita más mantenimiento que una camioneta corriente y gana confianza para ir abriendo gradualmente su sistema de búsqueda, poco a poco, aprenderá a sacar provecho de su sistema nervioso y a salir de su escondite. Así que el problema de Tim no es de naturaleza sexual, sino que surgió de su trastornado sistema de búsqueda.

La neurobiología subyacente revela que las personas con un sistema de BÚSQUEDA alterado son incapaces de:[76]

- Anticipar o predecir la recompensa.
- Calcular el valor o el coste de la recompensa.
- Determinar el esfuerzo requerido para obtener la recompensa.
- Integrar la información para tomar una decisión.
- Motivarse para ejecutar o actuar.

Cómo reavivar el sistema de BÚSQUEDA y descubrir tu curva de deseo

Independientemente de las causas de la anhedonia, cuando el sistema de BÚSQUEDA está desequilibrado, por lo general se ve interrumpido de dos maneras: o bien está acelerado, como vimos con Matt en el primer capítulo, o está poco activo, como en el caso de

76. Der-Avakian y Markou, «The neurobiology of anhedonia and other reward-related deficits».

Tim. El sistema de BÚSQUEDA de Matt está claramente acelerado: atrapado en un ciclo de desear sin gustar. Actuando como si estuviera fuera de control, Matt sigue buscando encuentros sexuales y nuevos estímulos, pero sin obtener nunca la satisfacción resultante de que te guste lo que buscas. Su vía dopaminérgica (su vía de refuerzo) no le ofrecía suficiente dopamina gratificante para mantener una respuesta placentera, y no aguantó el tiempo necesario para desarrollar sentimientos sostenibles de AFECTO y vinculación, lo que le habría proporcionado una satisfacción más profunda, al liberar opioides. El estrés de su estilo de vida alteraba aún más el funcionamiento de su dopamina, manteniéndolo atrapado en la BÚSQUEDA. Cuando la parte inferior del cerebro se ve afectada de esta manera, no puede experimentar la satisfacción que produce el aumento de la dopamina fásica por sí sola; los patrones de comportamiento del cerebro medio toman el control y refuerzan las conductas que continúan produciendo la desregulación.

En el caso de las adicciones, hay que poner un alto nivel de conciencia para anular una conducta que se ha convertido en automática. La fuerza con la que la dopamina llama a los receptores de opioides mantiene a los adictos centrados en una sola cosa: su dosis. Y ninguna dosis es lo suficientemente grande. Las personas adictas al juego, la comida, el sexo, el alcohol o las drogas comparten esta misma desregulación: sus neuromoduladores no funcionan correctamente, lo que refuerza aún más unos patrones neuronales de comportamiento y emoción que son excepcionalmente difíciles de interrumpir. Piensa en el actor Robert Downey Jr., a quien una vez le preguntaron durante sus días de chico malo drogadicto cuál era su droga favorita. Su respuesta fue simplemente «más». En las personas que luchan contra la adicción, los picos de dopamina suben constantemente sin que se produzca aprendizaje, porque su sistema de recompensas ya no funciona como es debido.

¿Pero Matt sufre de adicción al sexo? No. Matt no es un adicto. Matt está participando en la actual moda cultural de las aplicaciones de citas, y la facilidad de acceder al sexo ha exacerbado su impulso de búsqueda. Y como sus otras emociones afiliativas no están conectadas, no pueden equilibrar su deteriorado sistema de BÚSQUEDA. No obstante, si Matt comienza a sacar partido de estas emociones afiliativas (AFECTO y JUEGO en particular), su sistema de BÚSQUEDA se equilibrará de forma natural. Estará lo bastante atento como para buscar compañeras con las que pueda conectar, comenzará a frenar el constante comportamiento de BÚSQUEDA y aprenderá a detenerse y experimentar tanto el placer como la satisfacción.

La otra forma comúnmente reconocible de un sistema de BÚSQUEDA desregulado aparece cuando este es poco activo y el individuo emocionalmente plano, como Tim. Estas personas no experimentan alegría, ni energía, ni curiosidad, ni ganas de explorar. Este tipo de afectación plana se asocia con una tendencia a la depresión, aunque sin duda no explica del todo esta enfermedad tan compleja. Un nivel plano de energía es un indicador de que el sistema de BÚSQUEDA necesita un estímulo, ya que está agotado o, por el contrario, algo en la vía dopaminérgica está bloqueado.

Un sistema de BÚSQUEDA desregulado también puede anular el DESEO por otras razones. Una de mis pacientes, Yvonne, de treinta y seis años, está preocupada porque se ha desenamorado de su marido, Paul. «Me encantaba tener sexo con él; ahora no tengo ninguna motivación». Paul está frustrado y resentido. Ella «hace como si le interesara», pero su «corazón no está en ello». Cuando le pregunto si es solo el sexo lo que se ve afectado, me dice: «Más o menos».

Después de unas cuantas sesiones conociéndola a ella y algo de su historia, me enteré de que este aplanamiento de sus emociones en relación con su matrimonio comenzó hace unos tres años. Al principio, era capaz de «animarse» yendo a correr (activando endorfinas y endocannabinoides) y trabajando en su estudio (es artista y siente placer cuando pinta). «El sexo era todavía algo que deseaba, que esperaba con ansia. Pero ahora estoy evitando estas actividades y no tengo ganas de encontrar placeres fuera del dormitorio, ni siquiera de intentarlo».

Luego le explico a Yvonne que está siendo un poco dura consigo misma. Es absolutamente normal perder el deseo espontáneo cuando una pareja entra en la rutina cotidiana.[77] En cualquier relación, la emoción de la novedad desaparecerá de forma inevitable, y tanto el sistema de BÚSQUEDA como el del DESEO se irán reajustando a un nivel más básico.

Esta pérdida de deseo espontáneo es increíblemente común en las mujeres, pero también en algunos hombres. Yvonne, sin embargo, no era consciente de las grandes diferencias de género entre hombres y mujeres: la composición de las hormonas sexuales femeninas y las masculinas es diferente y dichas hormonas actúan de forma distinta en el cerebro. En resumen, los hombres tienen más sexo en el cerebro que las mujeres, y esto se manifiesta «teniendo más ganas» de sexo. Aunque es posible que los dos miembros de la pareja hayan experimentado una pérdida de deseo espontáneo, Yvonne lo siente con más intensidad, probablemente porque es mujer. Las mujeres a menudo tienen que «esforzarse» para despertar su DESEO. Por eso el JUEGO y la conexión son tan importantes para compensar la inevitable bajada del deseo espontáneo que acompaña a lo que yo llamo la energía de las relaciones nuevas (ERN).

---

77. Rosemary Basson, «Using a Different Model for Female Sexual Response to Address Women's Problematic Low Sexual Desire». *Journal of Sex & Marital Therapy 27*, n.º 5 (2001): 395-403 y Eric J. Meuleman y Jacques J. van Lankveld, «Hypoactive Sexual Desire Disorder: An Underestimated Condition in Men», *BJU International* 95, n.º 3 (2005): 291–296.

Independientemente de quién esté experimentando la reducción del DESEO,[78] la disminución del deseo se exacerba a menudo porque tanto hombres como mujeres malinterpretan lo que está sucediendo en la relación. En lugar de ver la caída del deseo sexual como una ralentización natural de los sistemas de BÚSQUEDA y DESEO, muchas personas llegan a la conclusión de que «ya no están enamoradas» o «ya no se sienten atraídas» por su pareja. También pueden, como Yvonne, culparse a sí mismos.

Pero el deseo sexual no se ha ido; solo ha vuelto a su línea base anterior al romance, su punto de referencia.

Todos tenemos una línea base de deseo sexual y experimentamos lo que yo llamo una «curva de deseo» que varía a lo largo de nuestras vidas. (En el capítulo 8 profundizarás más en tu curva de deseo, lo cual te ayudará a entender tu punto de referencia y tu ERN, que representa la intensidad del deseo espontáneo que acompaña a los nuevos romances; de momento, realiza el ejercicio que te propongo un poco más adelante para entender, por ejemplo, hasta qué punto eres positivo en el sexo, cómo pueden estar afectando a tu sistema de DESEO las experiencias pasadas o cómo pueden estar boicoteando tu deseo sexual los demás sistemas básicos. El estrés crónico, el trauma y otros factores bio/psico/sociales pueden inhibir la BÚSQUEDA y el DESEO).

Yvonne necesita, en primer lugar, entender cuál es su línea base para poder dejar de culparse a sí misma. A continuación, tiene que encontrar la manera de poner en marcha sus sistemas de DESEO y BÚSQUEDA a través de la excitación física. Al rememorar su historia sexual, es capaz de tener una idea de cuál es su línea base sexual

---

78. Sobre la indomable y salvaje química de la Energía de la Nueva Relación: Helen E. Fisher y otros, «Intense, Passionate, Romantic Love: A Natural Addiction? How the Fields That Investigate Romance and Substance Abuse Can Inform Each Other», *Frontiers in Psychology* 7 (2016): 687.

preeminente y cómo suele experimentar el deseo sexual antes de una nueva relación romántica o fuera de ella. Una vez más, la disminución del deseo sexual entre los primeros meses y un año de una nueva relación es normal, aunque, en este caso, la caída fue más severa, probablemente porque sus otras actividades placenteras como correr, pintar y practicar yoga no estaban manteniendo el nivel necesario de actividad de su sistema de BÚSQUEDA. Sus niveles de JUEGO y alegría habían mermado demasiado.

Con esta nueva conciencia, Yvonne comienza a relajarse y deja de juzgarse con tanta dureza. También empieza a experimentar con algunas de mis «buenas herramientas sexuales», que la ayudarán a sacar partido y movilizar su sistema de BÚSQUEDA y aproximarse a soluciones reales y placenteras. Desde mi punto de vista, la situación de Yvonne es muy simple: cuando ella reconoce que alejarse de lo que más le gusta, lo que despierta y alimenta su curiosidad y entusiasmo, la está bloqueando, es capaz de volver a dirigir esa energía a su relación. Y deja de sentirse culpable.

Herramienta para el buen sexo: Tu curva de deseo

Para evaluar con precisión la intensidad de tu propio deseo sexual, así como la intensidad sexual de tu relación (si estás en una), es crucial que entiendas tu propio temperamento sexual, que es la base de tu curva de deseo. Con curva me refiero a ese arco de deseo sexual que incluye tanto las subidas como las bajadas de deseo, así como las mesetas entre unas y otras. Para determinar tu temperamento sexual, sigue estos pasos:

1. Piensa en el nivel de deseo sexual que tenías antes de tu relación actual en una escala del 1 al 10 (donde 10 es el más alto/más frecuente):
   a. ¿Con qué frecuencia pensabas en el sexo?
   b. ¿Con qué frecuencia te masturbabas?
   c. ¿Con qué frecuencia fantaseabas con el sexo?
   d. ¿Con qué frecuencia tenías relaciones sexuales (si es que las tenías)?

El número resultante es una estimación de tu línea base de deseo sexual.

2. A continuación, repite los pasos anteriores pensando en los primeros días de tu relación actual, el momento en que tu pareja y tú os estabais conociendo, cuando el sexo estaba en primer plano en vuestras mentes... y cuerpos. En una escala del 1 al 10 (donde 10 es el más alto/el más frecuente):

   a. ¿Con qué frecuencia pensabas en el sexo?
   b. ¿Con qué frecuencia te masturbabas?
   c. ¿Con qué frecuencia fantaseabas con el sexo?
   d. ¿Con qué frecuencia tenías relaciones sexuales (si es que las tenías)?

El número resultante es la puntuación de tu Energía de la Nueva Relación (ENR).

3. Ahora, compara tu nivel actual de interés y deseo sexual con la línea base anterior a tu relación actual (no a la puntuación de ENR). En una escala del 1 al 10 (donde 10 es el el más alto/más frecuente):

a. ¿Con qué frecuencia piensas en el sexo?
b. ¿Con qué frecuencia te masturbas?
c. ¿Con qué frecuencia fantaseas con el sexo?
d. ¿Con qué frecuencia tienes relaciones sexuales (si es que las tienes)?

De hecho, algunas personas caen por debajo de su línea base después de empezar una nueva relación. Este descenso puede deberse a factores ambientales o situacionales, incluyendo la salud, las hormonas, el ejercicio (o la falta del mismo), el estrés, la ansiedad, el aburrimiento, los cambios en las circunstancias de la vida o los cambios financieros.

Herramienta para el buen sexo: Valora tu sistema de BÚSQUEDA

- ¿Cuánta curiosidad sientes por aprender cosas nuevas?
- ¿Estás abierto a probar posturas nuevas?
- Cuando practicas sexo contigo mismo o con tu pareja, ¿sueles hacer siempre lo mismo?
- Si has perdido el interés en el sexo, ¿puedes señalar cuándo ocurrió? ¿Fue un proceso gradual o sucedió de repente?
- ¿Cómo describirías tu punto de referencia sexual (es decir, tu interés general en el sexo)?

El sistema de BÚSQUEDA tiene un gran impacto en toda nuestra red de sistemas emocionales básicos. Siempre es un buen lugar para empezar cuando notas que no te sientes tan motivado como de costumbre o siempre tienes prisa, cuando eres incapaz de dejar de moverte, de perseguir o BUSCAR algo. Como veremos en el próximo capítulo, cuando el sistema de BÚSQUEDA está desequilibrado, los sistemas emocionales defensivos están generalmente alterados: MIEDO exagerado, susceptibilidad, dificultad para contener la RABIA y un sistema de PÁNICO/TRISTEZA que se activa con facilidad. Un sistema de BÚSQUEDA desequilibrado tiene un impacto análogo en nuestros sistemas de afiliación: DESEO, CUIDADO y JUEGO se ven amortiguados, lo cual nos mantiene aún más en una anhedonia constante.

A veces es al revés: si has experimentado un suceso traumático que ha sobreactivado tu respuesta de MIEDO, por ejemplo, tu sistema de BÚSQUEDA quedará suprimido. ¿Quién puede sentir curiosidad por algo nuevo cuando está preocupado por su seguridad?

La buena noticia es que, en todos estos casos, puedes revertir la anhedonia y restaurar el sistema de BÚSQUEDA. Cuando tu sistema de BÚSQUEDA se reequilibre de nuevo (cuando no esté ni sobreactivado ni subactivado) te sentirás enérgico, curioso, motivado y entusiasmado con la vida. Y, como sugieren las historias de Tim e Yvonne, el sexo puede ayudarte a alcanzar ese estado.

5

Ira y miedo: cómo dominar nuestras defensas

Katie es una madre de treinta y siete años con tres hijos que nunca ha tenido un orgasmo. Estadounidense de origen irlandés, delgada, escultural, con enormes ojos marrones y una cascada de pelo castaño ondulado, es ejecutiva de recursos humanos en una gran empresa. Me pidió ayuda para resolver su incapacidad de llegar al orgasmo, lo que los terapeutas sexuales diagnostican como anorgasmia primaria. Desde una perspectiva biológica, Katie es una mujer totalmente sana, en forma y en la flor de la vida. No hay indicios de ningún problema médico o desequilibrio hormonal. Y, como ella dice que no experimenta ninguna depresión o ansiedad significativa y nunca antes ha estado en terapia, está claro que hay otra razón detrás de su incapacidad para alcanzar el orgasmo. Curiosamente, Katie dice que, aunque se siente frustrada por no poder tener un orgasmo, disfruta mucho del sexo. Practica mucho sexo espontáneo, siente deseo sexual, se lubrica fácilmente y experimenta la actividad sexual como una experiencia positiva de vinculación con su reciente marido. Así que, si todo esto funciona, ¿por qué no puede tener un orgasmo?

Cuando el MIEDO secuestra al DESEO

Katie no solo está frustrada consigo misma, sino que también siente una profunda vergüenza por no poder tener un orgasmo. Y como muchas mujeres en su situación, ella cree que le pasa algo malo y que este supuesto trastorno la pone en entredicho como mujer y esposa.

«Me siento inferior a otras mujeres, como si yo fuera menos que ellas y me faltara algo importante. Y esto está afectando a la confianza en mí misma. De hecho, creo que soy demasiado perfeccionista por culpa de esta única cosa que no puedo hacer. Tengo que esforzarme más y lograr más para compensar mi insuficiencia. Mi mente está ocupada casi todo el tiempo».

Cuando le pido a Katie que explique cómo es el sexo con su marido, dice: «Cuando empezamos a hacer el amor, inmediatamente me cohíbo y empiezo a obsesionarme. En lugar de relajarme, en lugar de estar ahí, viviendo la experiencia, me meto en mi cabeza. Tan pronto como las sensaciones empiezan a acumularse, me emociono y empiezo a pensar si esta será la única vez que realmente soy capaz de tener un orgasmo y, entonces (¡se acabó!), termina antes de empezar. Y en muchas ocasiones he sentido que las sensaciones se vuelven muy intensas, pero creo que yo misma las apago. Es como cuando intenté aprender a esquiar un par de veces y no lo conseguí, porque en cuanto empezaba a moverme un poco rápido cuesta abajo, me tiraba al suelo. Es como si tuviera miedo. Creo que tengo miedo de perder el control».

La anorgasmia de Katie fue un factor determinante en la ruptura de su primer matrimonio. Su marido era su novio de la secundaria y el padre de sus tres hijos. «No hablábamos realmente de este tema. Ambos fuimos a la escuela católica y éramos muy tradicionales en cuanto al sexo. Él lo intentó. Lo intentamos. Sé que a mi exmarido le frustraba no poder provocarme un orgasmo. Fue mi primer amante, por supuesto. Pensamos que solo sería cuestión de tiempo. Se sentía mal, como si fuera culpa suya. Entonces él pareció darse por vencido y solo buscaba su propio placer. Como si hubiera perdido la esperanza. Creo que terminó pensando que me pasaba algo malo. Una vez le pregunté si pensaba que debía intentar masturbarme, ya que había leído en alguna parte que podría ayudar, y me miró como si estuviera loca. Eso probablemente reforzó mis sentimientos de que la masturbación era algo asqueroso y sucia para las mujeres. Y durante los ocho años que estuvimos casados, el sexo se hizo cada vez más infrecuente, hasta que nos separamos. En realidad nunca nos peleamos. Dejamos de hablar y nos convertimos en compañeros de piso. Él viajaba por trabajo y yo estaba ocupada con los niños. Cuando tuvimos los gemelos, dejamos de tener sexo por completo».

El segundo marido de Katie, por otro lado, es más abierto de mente. Fue él quien animó a Katie a encontrar un terapeuta sexual. «Tú también mereces tener orgasmos», le dijo. Katie dice que, a diferencia de su primer marido, que se tomó todo esto muy personalmente, su nuevo compañero «hace como si esto no fuera con él». Su apoyo es, sin duda, lo que le ha dado la oportunidad de encontrar algunas respuestas.

Aparentemente, Katie está abierta al sexo, lo disfruta y parece ser positiva por naturaleza. Es sofisticada y no juzga a los demás, pero parece que se presiona mucho a sí misma. Cree que puede haber heredado un «gen» o algún otro factor que la predispone a ser incapaz de llegar al orgasmo. ¿Por qué piensa esto? Su madre de 58 años le confesó su propia anorgasmia durante una charla inusualmente sincera que tuvieron cuando el primer matrimonio de Katie estaba en proceso de fracasar y romperse. Cuando le pregunto sobre su historia sexual, Katie me dice que en total ha tenido dos amantes y que ha acabado casándose con los dos. Cuando le pregunto cómo aprendió a tener sexo, Katie se estremece.

«Nadie me habló realmente de ese tema. Las clases de educación sexual de la escuela se centraban en la abstinencia y en cosas como la menstruación. Más tarde, leí un libro que me dio mi prima. Ella era un poco mayor, y sus padres eran *hippies*. Hablaban de sexo. Me pareció extraño, ya que en mi casa ese tema era totalmente tabú. Ni siquiera se nos permitía ver películas para mayores de 13 años».

La ausencia de conversación en su propia casa le hizo creer a Katie que el sexo no estaba bien y que acarreaba vergüenza y condena. A medida que ella y yo comenzamos a hablar sobre sus primeras ideas sobre el sexo, ella empieza a recordar lo que había aprendido no solo de su madre, sino también de las chicas y profesoras (algunas de las cuales eran monjas) en la escuela católica. La información explícita sobre sexo era escasa, pero los mensajes implícitos eran claros y profundos: el sexo da miedo. El sexo es sucio. Las chicas buenas no lo hacen. En ese momento se afianzó la conexión entre el sexo y el miedo.

¿Recuerdas que la mente de nivel medio se aferra al aprendizaje que llega acompañado de fuertes estados emocionales básicos? ¿Y que estos «aprendizajes» tempranos se quedan con nosotros pero a menudo son erróneos? Lo que deduzco de todo lo que Katie estaba describiendo fue esto: Katie había incorporado un montón de falsas creencias en la escuela católica, como que las chicas buenas no practican sexo (ni con otras personas, ni con ellas mismas).

Durante una de nuestras primeras conversaciones, Katie recuerda un incidente. «Cielos, no he pensado en esto en años. Cuando tenía siete u ocho años, me estaba bañando y el jabón se deslizó entre mis piernas. Y cuando me agaché para buscarlo, me toqué ahí abajo y me sentí bien. Mientras me tocaba, mi madre entró por casualidad. Empezó a gritarme: «Nunca debes hacer eso, ¿entiendes?». Mi madre nunca me había gritado y me sentí muy mal. Sucia. Avergonzada. Y nunca volvimos a hablar sobre eso. Nunca».

¿Cuál es la emoción básica que se oculta tras el sentimiento de vergüenza aprendido? El MIEDO. La vergüenza se nos induce como un mecanismo de alto nivel para mantenernos «seguros» y nos empuja a alejarnos de nuestros apoyos, un destino que pone en peligro nuestra supervivencia, ya sea física o psicológica. En consecuencia, como en el caso de Katie, el acceso al sistema del DESEO se vuelve muy condicional. En la parte superior de su cerebro puede sentirse abierta al sexo, pero en la parte inferior, el MIEDO está encerrando su cuerpo hasta tal punto que no puede tener un orgasmo. El sistema del MIEDO se activa de forma tan excesiva que, aunque ella piensa que quiere dejarse llevar por el sexo orgásmico (en su cerebro de nivel superior), su cerebro de nivel medio la tiene atrapada. De hecho, su sistema de DESEO ha incorporado antiguos mensajes sobre el sexo y viejas experiencias perturbadoras, inundando sus sistemas emocionales y sofocando totalmente su liberación sexual.

En el caso de Katie, igual que en el de Tim, el MIEDO es una gran limitación para el DESEO.

El cerebro ASUSTADO

Aproximadamente a cuarenta millones de estadounidenses, cerca del 18% de la población, se les ha diagnosticado un trastorno de ansiedad.[79] Esta ansiedad, además de ser un reflejo de la anhedonia generalizada, también indica que muchos cerebros se han visto inva-

79. Los trastornos de ansiedad incluyen el trastorno de ansiedad generalizada, las fobias, el trastorno obsesivo compulsivo, el trastorno de estrés postraumático y el trastorno de ansiedad social. P. S. Wang y otros, «Twelve-Month Use of Mental Health Services in the United States: Results from the National Comorbidity Survey Replication», *Archives of General Psychiatry* 62, n.º 6 (2005): 629–640.

didos por el miedo o, dicho de otro modo, que el sistema del MIEDO ha sido secuestrado.

Nuestra respuesta de miedo, que se encuentra muy cerca del circuito del dolor, incorpora la sustancia gris periacueductal, una estructura del cerebro medio compuesta de materia gris.[80] El circuito del sistema del MIEDO va de esta sustancia gris a la amígdala, ida y vuelta. Como recordarás, la amígdala está muy relacionada con el procesamiento de las emociones y los recuerdos (a través de su vecino, el hipocampo). También juega un papel importante en los matices emocionales cuando tomamos decisiones. Suelo imaginar la amígdala como un gran resaltador biológico que llama nuestra atención sobre eventos, experiencias o sentimientos muy buenos o muy malos con gran rapidez, influyendo en lo que es importante recordar. Este sistema de señales emocionales nos dice que algo es muy importante (basado en la valencia del estímulo, bueno o malo, y su intensidad) y marca la información que tiene posibles consecuencias emocionales y/o físicas. Pero una amígdala que está conectada con el miedo nos vuelve hipervigilantes: a nivel cerebral, el sistema de atención es secuestrado y nos volvemos incapaces de bajar la intensidad o apagar el sistema del MIEDO. Los daños en la amígdala, por ejemplo, impiden experimentar el MIEDO de forma adecuada, así como la capacidad de aprender de las consecuencias negativas. Cualquiera de los dos extremos puede sabotear nuestra capacidad de experimentar placer y satisfacción.

Piensa en Katie: la respuesta de su madre, enojada y avergonzada, ante la temprana exploración sexual de su hija, fue tan fuerte que creó una respuesta de miedo muy poderosa en Katie. Y dado que seguramente el sistema del MIEDO ha evolucionado para ayudar-

---

80. Cornelius T. Gross y Newton Sabino Canteras, «The Many Paths to Fear», *Nature Reviews Neuroscience* 13, n.º 9 (2012): 651–658.

nos a aprender, en tiempo real, cuáles son las características de aquello que experimentamos como doloroso (que nuestra madre se enfade, por ejemplo) y mantenernos alejados del dolor, ahora Katie se está viendo bloqueada por una reacción defensiva inadecuada. Su amígdala impulsó a su sistema de memoria a codificar su experiencia, creando una conexión automática entre todo lo que sea sexual y esa vieja respuesta de miedo aprendida por la reacción de su madre ante hecho de que Katie se tocara los genitales. Debido a que estas emociones centrales viven en el fondo del cerebro, se alojan profundamente en nuestros bancos de memoria inconscientes y continúan ejerciendo influencia sobre nosotros hasta que nos damos cuenta de que están ahí. Para Katie, el miedo se convirtió en la hipervigilancia que ahora le impide tener un orgasmo.[81] En el caso de Tim, su respuesta de miedo fue una reacción defensiva para ayudarlo a hacer frente a su tendencia al pánico (nerviosismo fuera de control). El MIEDO es obstinado y puede bloquear fácilmente el DESEO.

Recuperar el control sobre el MIEDO en el sexo

Entonces, ¿cómo desconectar la respuesta de miedo de Katie de su capacidad para llegar al orgasmo? Después de nuestra conversación inicial, quedó claro que Katie necesitaba aprender a tocar su propio

---

81. La educadora sexual, feminista prosexo y escritora Betty Dodson lleva mucho tiempo siendo partidaria de enseñar a las mujeres a aprender a masturbarse. Ha publicado numerosos libros y creado talleres prácticos para enseñar el fino arte de amarse a uno mismo. Ver Betty Dodson, *Liberating Masturbation: A Meditation on Self-love* (Nueva York, Bodysex Designs, 1974); *Selflove & Orgasm* (Nueva York, Betty Dodson, 1983); y *Sex for One: The Joy of Self-Loving* (Nueva York, Harmony Books, 1997).

Hay pruebas empíricas de la eficacia de sus métodos para ayudar a las mujeres anorgásmicas a aprender a experimentar el orgasmo. Pia Struck y Søren Ventegodt, «Clinical Holistic Medicine: Teaching Orgasm for Females with Chronic Anorgasmia Using the Betty Dodson Method», *The Scientific World Journal* 8 (2008): 883–895.

instrumento sexual (practicar la masturbación) para «invitar a su orgasmo a encontrarse con ella» antes de intentarlo con una pareja. Este es un paso común para las mujeres que no han explorado su propia sexualidad o que nunca se han masturbado con éxito. Necesitan trazar su propio camino hacia el orgasmo. Todo tipo de aprendizaje, ya sea de habilidades motoras (físicas) o cognitivas, es una forma de cambio o adaptación que depende del fortalecimiento de las conexiones entre las células del sistema nervioso. Katie necesita literalmente establecer una conexión entre sus genitales y sus vías cerebrales para experimentar sensaciones, placer y, en última instancia, aprender a tener un orgasmo. Le aconsejo que busque información sobre la masturbación en diversas fuentes y que pida un vibrador Magic Wand, pues eso la ayudará a obtener resultados intensos y a reforzar sus vías orgásmicas. También le explico que, para la mayoría de las mujeres, la masturbación requiere algo de práctica. Es más que probable que su orgasmo vaya mejorando con el tiempo, ya que la práctica refuerza las conexiones dentro de las vías sexuales. Le recomiendo que siga estimulando sus genitales y las vías cerebrales del orgasmo se abrirán.

Cuando Katie regresa una semana más tarde, me dice que ha comprado el vibrador, pero que no ha intentado masturbarse. La animo a que despierte su curiosidad (es decir, que estimule su sistema de BÚSQUEDA) sobre todo lo que puede descubrir.

«No me apetece tener relaciones sexuales conmigo misma. Necesito conectar con mi marido para sentirme sexi».

Aunque Katie había accedido a comprar el vibrador, solo lo usó una vez... practicando sexo con su marido. «Fue agradable, muy intenso. Mi marido me animó a jugar conmigo misma durante los preliminares, pero no llegué al orgasmo y no me he masturbado».

Este paso, aunque va por el buen camino, revela que el condicionamiento sexual negativo de Katie todavía parece estar bloqueando lo que su mente quiere conscientemente: aprender a tener un orgasmo.

Lo que Katie necesita es crear nuevas experiencias positivas para anular las viejas asociaciones negativas (cerebro de nivel medio), para lo cual debe sentirse segura y relajada a fin de calmar su sistema de MIEDO y aprender que el sexo es bueno. También necesita aprovechar su procesamiento cerebral de nivel superior y cambiar conscientemente su forma de visualizar el resultado de este trabajo. Comparto con ella un ejercicio llamado ajuste de resultados (ver más adelante), que realizan muchos de mis pacientes: es una herramienta poderosa que te permite pasar de un marco mental de «problema» («no puedo tener un orgasmo») a un marco mental de «resultado» («aprenderé a tener un orgasmo»).

Lo que impulsa estos nuevos aprendizajes y, en última instancia, transforma su relación con su propia sexualidad, es realizar una actividad experimental que actualizará sus asociaciones de forma inmediata y positiva.[82] Vemos juntas un video instructivo muy explícito sobre la técnica de alineación coital, una versión especializada de la postura del misionero desarrollada para ayudar a las mujeres a llegar más fácilmente al orgasmo en el coito. El video muestra tres parejas jóvenes y hermosas exhibiendo variantes de esta técnica, practicando ardientes y jugosas relaciones sexuales con toneladas de placer. Mientras mira el video, Katie comienza a reírse y a llorar a la vez. Está descargando su angustia y su vergüenza. Sale de la sesión resplandeciente. La risa y la descarga consiguen borrar la vergüenza residual y las asociaciones negativas: son orgásmicas por sí mismas.

---

82. Edward W. Eichel, Joanne De Simone Eichel y Sheldon Kule, «The Technique of Coital Alignment and Its Relation to Female Orgasmic Response and Simultaneous Orgasm», *Journal of Sex & Marital Therapy* 14, n.º 2 (1988): 129–141.

Dos semanas después, Katie llama para decirme que, durante un viaje de trabajo, ha usado el vibrador mientras practicaba sexo telefónico con su marido y ha tenido un gran orgasmo, ¡el primero de su vida! Al volver a casa descubre que puede conseguirlo una y otra vez, masturbándose o recibiendo estimulación oral de su marido. Katie ha aprendido una poderosa lección: que dependía de ella hacerse cargo de su propia sexualidad y que la mayoría de las mujeres no llegan al orgasmo solo a través del coito. Katie tuvo suerte. Fue capaz de liberarse rápidamente de sus viejos miedos y de la vergüenza relacionada con ellos. No todo el mundo consigue superar las viejas defensas tan rápidamente.

El MIEDO puede ser complicado, especialmente las asociaciones tempranas y poderosas que se quedan encerradas en nuestros recuerdos inconscientes (de nivel medio). Son mecanismos defensivos tercos y difíciles (aunque no imposibles) de erradicar. Vamos a echar un vistazo a otro sistema defensivo y a cómo puede inhibir la experiencia sexual y el placer en general.

Herramienta para el buen sexo: Ajuste de resultados

Siéntate en un lugar abierto y relajado que contribuya a calmar tu sistema emocional.[83] Este ejercicio te ayudará a reformular tu marco mental para reactivar tu circuito cerebral de placer y conectar conscientemente contigo mismo o tu pareja. Esta poderosa herramienta

83. Más información sobre cómo se puede usar la programación neurolingüística en la terapia se encuentra en Juliet Grayson y Brigid Proctor, «Neuro-Linguistic Programming», en Stephen Palmer (Ed.), *Introduction to Counselling and Psychotherapy: The Essential Guide* (Londres, SAGE Publications, 2000): 159–171.

es una adaptación de un ejercicio clásico de programación neurolingüística (PNL) que nos ayuda a cambiar un marco mental de «problema» por un enfoque de «resultado» más empoderador. La transformación empieza definiendo lo que quieres crear en primer lugar.

Así es como funciona:

- Primero, piensa en algo que te haya estado molestando mucho, un asunto problemático, estresante o desagradable.

- Ahora hazte las siguientes preguntas: ¿Por qué no puedo resolver este problema? ¿Qué me pasa a mí, o a la otra persona (si se trata de una relación) o a la situación para no poder resolverlo? ¿De quién es la culpa? Tómate un tiempo para escuchar este diálogo interno.

- A continuación, examina tu cuerpo (¡es posible que tengas que empezar por darte cuenta de que tienes cuerpo!). ¿Qué estás experimentando? ¿Sensaciones? ¿En algún lugar en concreto? ¿Pesadez? ¿Tirantez? ¿Tensión? ¿Presión? ¿Frío o calor?

- Ahora, examina tus pensamientos. ¿En qué estás pensando ahora, después de haber iniciado este diálogo contigo mismo? Intenta etiquetar tus pensamientos. ¿Obsesivos? ¿De preocupación? ¿De miedo? ¿De rabia? ¿De frustración?

- Tómate un momento para notar los efectos en tu cuerpo, tu mente, tu estado de ánimo.

- A continuación, haz una pausa, respira profundamente y distrae tu mente pensando en el programa de televisión o la película más reciente que hayas visto, para entrar en un estado más neutral.

- Después de volver a tu línea base, piensa de nuevo en la situación en la que pensaste al principio. Ahora ya puedes reformularla pensando en ella como un desafío, una oportunidad, un lugar para abrir nuevos caminos con nuevos aprendizajes.

- Pregúntate: ¿cuáles son los recursos, habilidades, herramientas y destrezas que ya tienes? Esto te hace tomar conciencia de tus recursos y te empodera.

- A continuación, piensa en el resultado que te gustaría obtener. Si no tienes un resultado específico en mente, piensa en crear el «mejor resultado posible», sin que sea necesario que sepas exactamente cuál podría ser.

- Ahora, pregúntate a ti mismo, ¿quién puede ayudarte a conseguir este resultado? ¿Cuáles son los recursos externos que puedes movilizar para obtener ayuda? ¿Cómo puedes aceptar el aprendizaje, los cambios y los desafíos que presenta esta situación? Tómate un momento para decirte a ti mismo «que ya tienes todos los recursos internos que necesitas para movilizar la ayuda externa necesaria para alcanzar» cualquier resultado que desees.

- Por último, imagínate al otro lado de la situación, habiéndola solucionado con éxito, habiendo aprendido las lecciones o reunido las herramientas necesarias para conseguir el resultado deseado (o el mejor posible). Desde ese lugar, examina tu cuerpo. ¿Qué notas? ¿Cuáles son las sensaciones? Tómate un momento para examinar tus pensamientos y tu estado de ánimo. ¿Son diferentes en este marco mental?

La mayoría de las personas aseguran sentirse más poderosas, más ligeras, más libres, más tranquilas y más creativas en el «marco mental de resultados». El solo hecho de pensar en un problema dentro de este marco mental puede tener un profundo impacto en cómo nos sentimos.

Cuando la RABIA dirige el espectáculo

Muy cerca del sistema de MIEDO del cerebro se encuentra el sistema de RABIA.[84] Tanto el MIEDO como la RABIA nos avisan de que debemos huir o luchar cuando hay un peligro. Pero, en el caso de la RABIA, lo que empezó siendo defensa y protección se ha convertido en un gran lío que no solo impacta en nuestra capacidad de experimentar placer, sino que se interpone en el camino del sexo bueno y satisfactorio. Muchas personas se quedan atrapadas en un círculo vicioso: desarrollan una tendencia a la ira, tanto en su estado de ánimo como en sus relaciones. Cuando la rabia y el enojo no se pueden controlar, la frustración domina nuestra vida, especialmente en lo que se refiere al sexo.

Un ejemplo es Kara, una paciente cuyo enfado perpetuo destruyó su vida erótica. Kara viene a terapia en su hora de comer, con prisa como de costumbre. Y está enfadada, también como de costumbre. Algún «imbécil» le ha cortado el paso en el camino. Kara es alcohólica en recuperación, tiene unos treinta años, es madre soltera

---

84. El lector que busque más información sobre las raíces y funciones de nuestros sistemas ancestrales de RABIA y MIEDO puede consultar los capítulos 4 y 5 de Panksepp, *The Archaeology of Mind.*

y trabaja como enfermera en una residencia de ancianos cercana. Su actual letanía de quejas incluye: su exmarido siempre se retrasa con la pensión de los hijos, su supervisor no la respalda cuando las familias de residentes problemáticos reclaman cosas imposibles, y a su hijo de quince años le acaban de diagnosticar un trastorno bipolar. Kara no lo está pasando bien. Y no está teniendo nada de sexo. Su novio, un agente hipotecario y un «buen tipo», como ella dice, está harto de que siempre esté enfadada e irritada. Pero lo que realmente molesta a su novio es la total falta de deseo sexual por parte de Kara. Ella nunca está de humor y él está harto. Esta es la poderosa razón por la que busca tratamiento.

El sótano emocional de Kara está repleto de traumas. Creció en un hogar inestable. Su madre era una alcohólica deprimida, entraba y salía de terapia, y nunca conoció a su padre biológico. Su madre y ella se mudaban con frecuencia, generalmente porque su madre iba detrás de un nuevo novio. Dos de sus padrastros provisionales no eran nada paternales. Los describe como «hombres bebés» que la veían como una carga y competían con ella por la atención de su madre.

Puedo ver que, a pesar de estos antecedentes, Kara es una chica dura que no se ha dado por vencida en su deseo de alcanzar una «vida normal y feliz». Se casó joven (dos veces, de hecho) y describe estas dos relaciones como «desastres» llenos de caos, drama y decepción.

Por lo tanto, tiene sentido que Kara esté enfadada con su madre, con sus «falsos» padres y, seguramente, con ella misma. De hecho, tiene buenas razones para estar enfadada y, probablemente, esa ira la ha ayudado a sobrevivir en el duro camino que ha recorrido. Pero ahora la línea base de su sistema de RABIA está a punto de llegar a un nivel demasiado alto. Está afectando a sus relaciones, su trabajo, su vida sexual y la relación con sus hijos. Y también está afectando a su salud: recientemente le han diagnosticado hipertensión y prediabetes. Aunque es el motivo de que haya decidido hacer terapia, su relación sin sexo es solo la punta del iceberg. Necesita desarrollar y controlar su sistema emocional defensivo para poder experimentar placeres saludables, por el bien de su salud en general.

Muchas personas responden a este estrés continuo con miedo o pánico, pero Kara tiene una personalidad luchadora. Ella no siente miedo, solo ira, y dirige esta rabia hacia las personas que se supone que se preocupan por ella. Es consciente de que su pasado la predispone a estar enojada y crónicamente decepcionada con los demás, así como a desconfiar. Pero lo curioso es que también suele verse a sí misma como una víctima de los demás.

Lo que capto inmediatamente después de escuchar la historia de Kara y observar su comportamiento es que parece haber una gran desconexión entre el hecho de saber que necesita cambiar y su capacidad para hacerlo.[85] Para que su ira se calme lo suficiente y pueda recuperar su vida sexual, primero debe escuchar lo que hay debajo de esa rabia. El primer paso es que se dé cuenta de que su ira surgió con un propósito. En su caso, le servía como una armadura que la protegía cuando era niña y nadie se ocupaba de ella. El enfado evitó posibles avances de una cola de cuestionables «padrastros» y también le permitió reclamar sus necesidades, en las raras ocasiones en que alguien la escuchaba. Pero ahora, este hábito de la ira ya no le sirve. Hasta hoy, ha sido más fácil y seguro para ella sentir ira y tener la actitud defensiva de «voy a joderte antes de que tú me jodas a mí». De hecho, está atrapada. Necesita actualizar sus respuestas emocionales para que le sean útiles en el aquí y ahora. Como muchas perso-

85. Los conocimientos y los deseos de regular nuestras emociones y comportamientos pueden disolverse fácilmente por culpa de nuestros tenaces hábitos emocionales procedentes de nuestro sótano emocional. Fosha y otros, *El poder curativo de las emociones* (Sitges, Editorial Eleftheria, 2016).

nas atrapadas en la RABIA, Kara confunde estar enojada con sentirse víctima. En algún momento del camino aprendió que necesitaba echarle la culpa a alguien para sentirse justificada o con derecho a sentirse enfadada.

Muchas personas que nunca han visto sus sentimientos validados o aceptados por sus cuidadores no han interiorizado su propia capacidad de autovalidación. Durante la mayor parte de su vida, la única forma en que Kara se sentía validada en su ira era cuando podía echar la culpa a otro, lo que también le permitió sentirse justificada como víctima. Una cosa que Kara debe hacer para salir de su ciclo de RABIA es aprender de forma consciente que tiene derecho a sentir lo que sea que sienta, aunque la causa no sea obvia o no tenga sentido: que este es un derecho humano básico. Pero Kara, como muchas personas que luchan por dejar de verse a sí mismas como víctimas, no cree ser *intrínsecamente merecedora*, digna ni tener derecho (lo que habría aprendido si la crianza que recibió hubiera sido más consistente y empática). Sus primeras experiencias siendo víctima de una crianza inadecuada crearon un patrón según el cual el único momento en que se siente con derecho a posicionarse por sí misma es cuando se siente agraviada por otros. Si los sentimientos de Kara hubieran sido escuchados y validados por un cuidador consecuente, no solo habría crecido sintiéndose más digna, sino que probablemente habría desarrollado habilidades para identificar y satisfacer sus propias necesidades emocionales y las de los demás en una relación (ver «Herramienta para el buen sexo: Escucha activa», ejercicio de validación de la parte 2, página 175).

Como terapeuta de Kara, mi desafío es ayudarla a sentirse segura conmigo, para que pueda experimentar y sentir realmente lo que subyace a la rabia, que supongo que es el miedo.

¿Cómo sé que Kara tiene miedo?

Porque aunque está muy enojada por la insistencia de su novio de que venga a terapia a que la «arreglen», me dice que necesita averiguar qué está pasando «en el dormitorio», porque tiene «miedo» de perder a su novio. En el pasado, cuando llegaba a este punto en una relación en el que se retiraba del sexo y la intimidad, solía boicotear el vínculo, dejando que su ira estallara y lo destruyera. Ahora, la diferencia es que, de alguna manera, se ha vuelto consciente de sus propios patrones: ha alcanzado una mayor comprensión de cómo sigue repitiéndolos una y otra vez, y ya se está cansando. Esto es algo común a medida que envejecemos: nos volvemos más conscientes de las consecuencias negativas de nuestras viejas estrategias para desviar o evitar los problemas emocionales. Así que, al madurar, Kara se siente cada vez menos preparada para huir y más motivada para entenderse a sí misma.

Y, por suerte para Kara, su novio la ha animado a dedicar tiempo y energía a explorarse a sí misma. Quiere que su relación funcione. Incluso se ha ofrecido voluntario para venir a las sesiones con ella. Entiende que ambos necesitan aprender y crecer para sacar el máximo partido a su relación. Reflexionar sobre el amor que él le demuestra ayuda a Kara a cambiar el objetivo de la terapia de «arreglarse» para así poder ofrecer sexo a su pareja por el de recibir amor y apoyo de su novio. Así, Kara está utilizando sus sistemas de BÚSQUEDA y CUIDADO para equilibrar su rabia. En lugar de darle a su novio lo que quiere (lo que reforzaría su rabia y resentimiento), ella comienza a aceptar su amor y está más feliz, se siente juguetona y positiva, y lo más importante, menos enojada. La terapia y, en particular, la conexión terapéutica cálida, cariñosa y afectuosa que está forjando conmigo, junto con su mayor comprensión del desequilibrio en los sistemas de defensa de sus emociones principales, le ha permitido sentirse lo suficientemente segura y relajada como para pasar por alto su ira y su miedo y actualizar sus sentimientos y deseos.

En última instancia, con el fin de alimentar estas emociones positivas y afiliativas, Kara necesita aumentar su sistema de BÚSQUEDA y ocuparse más de su vida.[86] También tiene que dejar que el amor y el apoyo que recibe en su relación la ayuden a sanar su sistema de CUIDADO, para confiar más en todas sus relaciones (puesto que las relaciones que tenía con su madre y sus exmaridos eran transaccionales, actuaba con la premisa de dar para recibir, intentando así satisfacer sus necesidades más básicas). Ahora está centrada en recibir. Mi atención, su atención y su voluntad de expresar por fin su vulnerabilidad es lo que le da poder. De hecho, aceptarse verdaderamente a uno mismo permite valorar la fuerza de la sinceridad y la vulnerabilidad, y esto la ayudará a recuperar su deseo natural de mantener relaciones sexuales con su novio.

Todos llevamos de serie la capacidad de sentir emociones afectivas, incluyendo el DESEO. Kara necesitaba relajarse y sentirse segura para salir del modo de defensa. A las pocas semanas de terapia, le pregunté: «¿Qué quieres realmente, Kara? ¿Quieres tener sexo?». Su respuesta fue un rotundo «¡Sí!». ¡El flujo natural de su DESEO estaba emergiendo! Como puedes ver en la historia de Kara, cuando lle-

---

86. Como señala Panksepp, el sistema de BÚSQUEDA es el «abuelo de todos los sistemas emocionales» y necesita entrenamiento para aumentar el acceso a las otras emociones. Panksepp, *The Archaeology of Mind.*

Un buen terapeuta invoca el sistema de BÚSQUEDA del paciente y, a través de una relación afectiva y sintonizada con él, permite una «resonancia» que restablece el equilibrio de su sistema de PÁNICO/TRISTEZA y otros sistemas básicos. Panksepp señala que la relación entre el terapeuta y el paciente es clave en el proceso de curación, lo cual es consistente con las opiniones de Carl Rogers, quien veía la capacidad de empatía del terapeuta como un componente fundamental en una terapia efectiva. Carl R. Rogers, «Empathic: An Unappreciated Way of Being». *The Counseling Psychologist* 5, n.º 2 (1975): 2–10.

Las investigaciones actuales apoyan la noción de que la calidad de la relación terapéutica es significativamente más importante que la intervención terapéutica en sí. En otras palabras, una relación terapéutica positiva puede ser una condición necesaria y suficiente para que la psicoterapia sea beneficiosa, independientemente del enfoque teórico del tratamiento. Michael Lambert y Dean E. Barley, «Research Summary of the Therapeutic Relationship and Psychotherapy Outcome», *Psychotherapy Theory, Research, and Practice* 38, n.º 4 (2001): 357.

gó estaba muy enfadada, pero se fue siendo mucho más dulce y abierta. ¿Por qué la RABIA toma las riendas de una forma tan drástica? De los siete sistemas, el de la RABIA es el más complejo conceptualmente.

Deconstruir la RABIA[87]

De forma muy básica, la RABIA, como el MIEDO, funciona principalmente como sistema de defensa. De hecho, en los experimentos, el circuito de la RABIA se «ilumina» con la estimulación eléctrica del cerebro. Los estudios también han demostrado que esta estructura neurobiológica subyacente se ve articulada y reforzada por neuroquímicos específicos. El sistema de la RABIA actúa en respuesta a la captación de acetilcolina y glutamato, sobre todo cuando la ira se vuelve de naturaleza más defensiva. Sin embargo, existen importantes neuroquímicos diseñados para inhibir esta rabia, incluyendo los sistemas opioides del cerebro, el GABA y la serotonina.

Diseccionemos esta neurobiología un poco más.[88] El hipotálamo, que hemos mencionado brevemente antes (capítulo 3), tiene un papel fundamental. Situada en las profundidades del cerebro, esta estructura es responsable de controlar muchos comportamientos: por ejemplo, comer, beber, regular la temperatura y la motivación sexual. El hipotálamo también actúa como jefe del sistema nervioso autónomo (SNA) e influye en las hormonas a través del control de la glándula principal, la pituitaria. En caso de que tu sistema nervioso

87. Jaak Panksepp y Margaret R. Zellner, «Towards a Neurobiologically Based Unified Theory of Aggression». *Revue Internationale de Psychologie Sociale* 17 (2004): 37–61.

88. Para información de fondo sobre el hipotálamo y el sistema nervioso autónomo, ver Bob Garrett y Gerald Hough, *Brain & Behavior: An Introduction to Behavioral Neuroscience* (Thousand Oaks, CA, Sage Publications, 2017).

esté un poco oxidado, el SNA controla los músculos lisos, como los tejidos del estómago y los vasos sanguíneos, además de las glándulas, el corazón y otros órganos internos. El SNA está dividido en dos: el sistema simpático, que, en pocas palabras, moviliza al cuerpo con respuestas como la huida o la lucha, y el sistema parasimpático, que se suele describir como el termostato del cuerpo y es el responsable de almacenar y restaurar la energía.

Si eres como la mayoría de la gente, no debe de gustarte mucho estar enfadado.[89] Y esto seguramente es bueno, ya que, como señaló Panksepp, la RABIA tiende a ser contraproducente si no se controla de forma adecuada. Como mínimo, la RABIA dispara las defensas de los demás, lo que tiende a volverse contra nosotros. En el peor de los casos, la RABIA es fuente de secuestro emocional, con conse-

---

89. Ni siquiera a los animales les gusta que sus circuitos de RABIA sean estimulados, lo cual indica que lo experimentan como algo aversivo. Ver el capítulo 10 en Panksepp, *Affective Neuroscience*.

Daniel Goleman utilizó el término «secuestro de la amígdala» en su libro *Inteligencia emocional* (Barcelona, Kairós, 1996), refiriéndose al trabajo realizado por Joseph E. LeDoux («The Amygdala: Contributions to Fear and Stress», en *Seminars in Neuroscience,* vol. 6, n.º 4 (Cambridge, Academic Press, 1994): 231–237.

Prefiero referirme a este proceso de descarrilamiento por la emoción como secuestro límbico porque la amígdala no actúa sola, y tampoco ninguna otra región del cerebro, sino en concierto con las demás estructuras del llamado sistema límbico.

El sistema límbico, un circuito o región cerebral relacionado con la emoción, fue descrito por primera vez en 1937 por James A. Papez, «A Proposed Mechanism of Emotion», *Archives of Neurology & Psychiatry* 38, n.º 4, 725–774.

Para más información sobre las raíces evolutivas de la ira inducida por los celos, ver Jaak Panksepp, «The Evolutionary Sources of Jealousy: Cross-Species Approaches to Fundamental Issues», en S. L. Hart y M. Legerstee (Eds.), *Handbook of Jealousy: Theory, Research, and Multidisciplinary Approaches* (Hoboken, Wiley-Blackwell, 2010): 101–120.

Y, con respecto a los hallazgos sobre la heredabilidad de la agresión, ver Robert R. H. Anholt y Trudy F. C. Mackay, «Genetics of Aggression», *Annual Review of Genetics* 46 (2012): 145-164.

Para una perspectiva interesante sobre cómo la ira nos lleva a buscar a alguien a quien culpar, ver J. R. Averill, «Ten Questions about Anger That You May Never Have Thought to Ask», en Farzaneh Pahlavan, *Multiple Facets of Anger: Getting Mad Or Restoring Justice?* (Hauppauge, Nova Science Publishers, 2011).

cuencias potencialmente graves. El escenario habitual es el que ya hemos descrito: cuando un amante o un cónyuge descubre que su pareja le es infiel. Y sí, esto podría verse como un secuestro límbico del sistema de la RABIA. Los celos sexuales están arraigados en algún lugar del sótano del cerebro de los mamíferos. De hecho, una de las formas más seguras de provocar la activación de la RABIA en el mamífero macho anidado con una pareja sexual femenina es introducir otro macho en el grupo. Algunos aspectos de la reactividad de la RABIA parecen heredarse genéticamente, como lo han demostrado los estudios sobre la heredabilidad de la agresividad. Y sabemos que la tendencia a la RABIA se fomenta en los niños víctimas de abusos, sensibilizados por las experiencias tempranas, y preparados para estallar. Hay diferencias individuales en la tonalidad de todos los sistemas de conexión emocional, incluyendo la RABIA, una intersección de la genética (lo que la naturaleza nos ha dado) y los factores ambientales y de aprendizaje (crianza).

Queremos recordar que tenemos la oportunidad de regular nuestras emociones usando las habilidades avanzadas que podemos perfeccionar gracias a nuestro centro cerebral superior, especialmente a medida que desarrollamos una mayor comprensión y entendimiento de cómo funcionan el sótano emocional y la mente de nivel medio. El pensamiento de arriba hacia abajo puede inflamar o calmar la RABIA; la diferencia está en cómo usemos nuestro sistema parasimpático (el sistema calmante). La RABIA puede reconducirse de forma constructiva, o puede explotar de forma destructiva.

Por ejemplo, imagina que estás conduciendo después de un día agotador en la oficina. Mientras atraviesas el tráfico de la hora punta, repasas lo que ha ocurrido durante el día y empiezas a darle vueltas a lo injusto que ha sido que un compañero de trabajo se haya llevado el mérito por el éxito de un proyecto que originalmente fue idea tuya. Te das cuenta de que tienes delante un coche que cambia bruscamente de un carril a otro. Ahora estás en alerta, sientes una subida de adrenalina mientras observas esa maniobra «idiota» delante de ti y tratas de mantener la distancia. Notas el corazón acelerado, alimentado por lo ocurrido con tu compañero de trabajo y el conductor que se cree Mario Andretti compitiendo en el Daytona 500. Te distraes con tus pensamientos un minuto. Te das cuenta de que los coches que van delante de ti se detienen y el conductor temerario se mete en tu carril de forma abrupta, obligándote a pisar el freno con fuerza para no chocar contra él por detrás. Consigues frenar justo a la altura de su parachoques. Sientes el corazón galopar, la sangre hirviendo, y estás completamente furioso. Esta es la receta perfecta de la furia al volante.

Echemos otro vistazo al mismo escenario. Conduces a casa desde el trabajo con un compañero de confianza que sabe que estás molesto por el colega que se ha llevado el mérito por tu proyecto. Tu amigo está de acuerdo en que ha sido injusto, pero te asegura que al final obtendrás el mérito que mereces cuando las cosas se calmen. Te das cuenta de que seguramente tu amigo tiene razón, y te recuerdas a ti mismo que tu jefe no es tonto; él sabe lo valioso que eres para todos los proyectos. Tú y tu amigo reconocéis que el compañero de trabajo que busca hacer méritos es joven e inexperto. Decides hablar con él al día siguiente para darle al chico el beneficio de la duda, pero al mismo tiempo dejar las cosas claras.

Tu atención vuelve a centrarse en el tráfico, que cada vez está más congestionado. Por el rabillo del ojo ves a un conductor agresivo que va de un carril a otro. También lo ve tu compañero. Vigilas al conductor loco. A medida que avanzas, tu amigo menciona que la mayoría de los conductores de hoy en día parecen tener unas prisas terribles por no ir a ninguna parte. Tú estás de acuerdo. Cuando el conductor se desvía hacia tu carril, lo ves, anticipándote a los coches que están aminorando la marcha por delante de ti, y reaccionas, pisando el freno con fuerza pero con el tiempo suficiente para detenerte. El corazón te late muy rápido debido a la situación. Respiras hondo y te sientes agradecido por haber evitado chocar. Está claro que el comportamiento de ese conductor es imprudente y estúpido, pero no hay necesidad de dejar que te hierva la sangre. ¿De qué serviría? Tal vez el tipo tiene un problema. Tu amigo estira el brazo para tocarte, notando tu hábil conducción. Ambos suspiráis aliviados y reanudáis el trayecto a casa.

Como Panksepp y otros han señalado,[90] la habilidad de expresar la ira de forma constructiva y productiva (que cognitivamente se encuentra encima del sistema de RABIA) es clave para el equilibrio emocional. Ni estar rabioso de ira ni guardársela es saludable para una persona y sus relaciones. Practicando la conciencia puedes emplear tu cerebro de nivel superior y hacer los cambios necesarios para que ni el miedo ni la ira bloqueen tu camino hacia el placer. Si crees que eres propenso a que una voz interior te diga «Peligro, peligro», es posible que tengas una respuesta de miedo hiperactiva. Si sueles evitar las relaciones sociales o los retos laborales por miedo al rechazo, también puede ser el caso. Por otro lado, puede que te sientas tan furioso como Kara, siempre a la defensiva, esperando una pelea o que se aprovechen de ti. Sin embargo, estas respuestas de miedo y rabia son a menudo distorsiones cognitivas que se originan en el cerebro de nivel medio, donde se almacenan recuerdos que ya no son demasiado precisos y, si dejamos que se deterioren, nos robarán el placer.

---

90. La expresión regulada de la ira puede servir para aumentar los sentimientos de empoderamiento y bienestar. Aprender a expresar honesta y productivamente la ira en la terapia puede promover una mejor salud emocional e interpersonal. Fosha y otros, *El poder curativo de las emociones*.

Existen pruebas convincentes de que tanto la ira extrema y represora como la ira enfurecida pueden tener efectos destructivos tanto en la salud física como en la mental. Mihaela-Luminița Staicu y Mihaela Cuțov, «Anger and Health Risk Behaviors», *Journal of Medicine and Life* 3, n.º 4 (2010): 372–375.

Herramienta para el buen sexo: Desentrañar la ira

Sea grande o pequeña, desmontar la RABIA comienza con reconocer que esta emoción te domina. Luego, puedes desactivarla para quitarle las riendas. Intenta realizar este rápido ejercicio de respiración automática que te ayudará a entrar en un estado de calma.

1. Siéntate en una posición cómoda.
2. Cierra los ojos.
3. Inspira por las fosas nasales.
4. Exhala por la boca, alargando tu respiración, y concéntrate en liberar las sensaciones de tu cuerpo a la suave fuerza de la gravedad.
5. Obsérvate: ¿cómo te sientes?
6. Si todavía estás enfadado, sal a caminar, salta o haz algún otro ejercicio suave para liberar adrenalina acumulada.

Es importante tener en cuenta que nuestras defensas se originan de forma inconsciente y automática: tanto la ira como el miedo están originalmente diseñados como mecanismos de protección. Sin embargo, a medida que hemos evolucionado hacia seres más complejos, y como el imperativo biológico original ha adquirido un cariz psicosocial, a menudo nuestras defensas no hacen más que interponerse en nuestro camino. De hecho, estas respuestas defensivas pueden luchar entre sí y exacerbar nuestros desequilibrios emocionales. ¿El resultado? Un efecto cascada de respuestas que erosionan aún más nuestras relaciones y nuestra capacidad de disfrutar. Katie sufría una respuesta de MIEDO obsoleta y Kara padecía una RABIA que le impedía JUGAR, AMAR y disfrutar del sexo. De nuevo, estas emociones básicas son fuerzas poderosas que viven dentro de nosotros y de nuestros recuerdos. A menos que las detectemos y nos conectemos con la forma en que se manifiestan o emergen en nuestros pensamientos, sentimientos, comportamientos y respuestas corporales, continuarán interfiriendo con nuestro acceso al placer. Y, en lo que se refiere al MIEDO y la RABIA, estas emociones defensivas pueden fácilmente causar estragos en todos los aspectos de nuestra vida.

Con el fin de alcanzar cierto equilibrio, podemos utilizar nuestro sistema de BÚSQUEDA para mejorar el CUIDADO, el JUEGO y el DESEO, para que, en última instancia, podamos acceder al placer que tanto deseamos. Por suerte, todos somos intrínsecamente flexibles y podemos aprender nuevas formas de relacionarnos, con nosotros mismos y con los demás, que aplaquen nuestras emociones defensivas y animen a nuestras emociones afiliativas, en especial las relacionadas con el JUEGO y el DESEO, que nos habilitan para sentir entusiasmo en la vida.

6

CUIDADO, TRISTEZA y JUEGO: Cómo usar nuestras emociones afiliativas para aumentar el placer

No hace falta decir que sin el CUIDADO[91] (el cariño, el vínculo y la seguridad que derivan de la compañía de otros) el ser humano no puede sobrevivir. Sin duda estamos conectados para buscar y recibir cariño. ¿Cómo se asegura el cerebro de que se satisfaga esta necesidad? Tiene incorporado un sistema de CUIDADO que impulsa a los padres (normalmente la madre) a cuidar de la descendencia, lo que sucede automáticamente en los animales no humanos; en las personas, estos «sentimientos maternales» pueden verse más como una predisposición evolutiva a cuidar de los bebés que como un instinto arraigado. Y, como he mencionado, en el cerebro este sistema de CUIDADO trabaja en colaboración con el sistema PÁNICO/

91. Se puede encontrar amplia información de fondo sobre el sistema de CUIDADO en el capítulo 13, «Love and the Social Bond: The Sources of Nurturance and Maternal Behavior», de Panksepp, *Affective Neuroscience.*

TRISTEZA, creando una red de funciones que conducen directamente a nuestro camino del placer. La función del sistema PÁNICO/TRISTEZA es recordarnos nuestra necesidad de CUIDADO. También es un recordatorio de que nuestro destino no es estar aislados o vivir solos. Estamos hechos para vivir en el contexto de un grupo familiar, una tribu o una red más amplia de sistemas comunitarios.

Pero, como todos los sistemas, estos dos también pueden desequilibrarse (el exceso o la escasez de CUIDADO pueden provocar la hipervigilancia del sistema PÁNICO/TRISTEZA). Y, a veces, incluso cuando la crianza de los hijos ha sido más que correcta, algunas personas simplemente nacen así, como diría Lady Gaga.[92] Ya lo vimos con claridad en el caso de Tim: nació con un cableado nervioso.

Cualquiera que sea la causa, cuando estamos muy alterados, vivimos en un estado constante de ansiedad o experimentamos ataques de pánico. Las personas que han experimentado el trauma de perder a un cuidador (por separación o falta de disponibilidad) a menudo muestran este alto grado de PÁNICO/TRISTEZA, que les provoca ansiedad, miedos e incapacidad para conectar con los demás. En el otro lado del espectro, la sobreprotección —en la que el cuidador, respondiendo a sus propios problemas, no está en sintonía con lo que el niño necesita realmente— también puede causar estragos en el equilibrio de los sistemas de PÁNICO/TRISTEZA y CUIDADO del niño. Como veremos, en general, los desequilibrios en el sistema de CUIDADO pueden perjudicar el sistema de BÚSQUEDA y, a continuación, el DESEO. Echemos un vistazo a cómo estos dos sistemas deben trabajar en tándem de modo que estén óptimamente equilibrados para el placer.

---

92. *Born This Way* es un sencillo del álbum del mismo nombre lanzado por Lady Gaga el 11 de febrero de 2011.

Los primeros vínculos como base del sistema CUIDADO

Las experiencias de la primera infancia dan forma a la tonalidad básica de los sistemas CUIDADO y PÁNICO/TRISTEZA.[93] [94] Aunque al principio puede darse una predisposición genética que afecte a la reactividad de estos sistemas, la calidad de nuestros primeros vínculos sociales con nuestros primeros cuidadores forma en esencia la base de lo seguros que nos sentimos en el mundo, ya sea aumentando nuestra ansiedad o reduciendo nuestra reactividad natural. Al satisfacer nuestras primeras necesidades con acierto, calidez y fiabilidad, crecemos sintiendo que nuestras necesidades están cubiertas y que nuestro prójimo querrá ayudarnos a satisfacerlas. Esto es lo que los psicólogos llaman apego seguro.

Sin embargo, si el apego temprano es muy deficiente o inconsistente, pueden desarrollarse dos formas de apego inseguro. Los estilos de apego vienen marcados por las experiencias de la infancia y el temperamento heredado (es decir, lo reactivos que sean nuestros sistemas defensivos por naturaleza). Las conexiones del cerebro inferior están influenciadas por el condicionamiento continuo del

---

93. Más información sobre cómo las experiencias de la primera infancia afectan a los sistemas de CUIDADO y PÁNICO/TRISTEZA se puede encontrar en los capítulos 13, «Love and the Social Bond: The Sources of Nurturance and Maternal behavior» y 14, «Loneliness and the Social Bond: The Brain Sources of Sorrow and Grief».Panksepp, Affective Neuroscience

94. Uno de los hallazgos más importantes en psicología es el efecto de las experiencias de la primera infancia con nuestros cuidadores en el bienestar a largo plazo. Para el lector que no esté familiarizado con la teoría del tacto, recomiendo revisar los extensos escritos de John Bowlby y Mary Ainsworth al respecto. John Bowlby, *El apego y la pérdida 3: La pérdida* (Barcelona, Paidós, 1993) e Inge Bretherton, «The Origins of Attachment Theory: John Bowlby and Mary Ainsworth», *Developmental Psychology* 28, n.º 5 (1992): 759–775.

Como señaló Panksepp, los primeros seis años de la infancia son un período vulnerable para el desarrollo de vínculos seguros con los cuidadores. La pérdida temprana y/o el cuidado inadecuado pueden dar lugar a una «sensibilización» del sistema de PÁNICO/TRISTEZA con efectos de eliminación a largo plazo en términos de altos niveles de ansiedad y depresión. Panksepp y Biven, *The Archaeology of Mind.*

cerebro medio. Esta es la razón por la que nuestras experiencias emocionales de la primera infancia tienen tanta capacidad para afectar el equilibrio de los siete sistemas principales durante toda la vida.

Cuando se trata del apego, hay dos tipos principales de apego inseguro. Ambos provienen de las alteraciones en los sistemas defensivos (uno en el sistema del MIEDO, otro en el sistema de PÁNICO/TRISTEZA) y ambos afectan a la forma en que nos relacionamos con los demás, especialmente en las relaciones románticas:

(1) **El apego ansioso o ambivalente** se puede resumir como «mis relaciones no son seguras». «Necesito que mis relaciones estén bien para que yo esté bien». Tal configuración a menudo significa que las mujeres y los hombres priorizan las necesidades de la relación o la pareja sobre el yo, lo cual resulta en una persona que no defiende sus propias necesidades. Aprender a expresar las propias necesidades es una característica importante en las relaciones saludables. Por el contrario, desarrollar hábitos para priorizar el éxito de la relación implica creer que tomar nuestras propias decisiones es una ofensa a la relación y, a menudo, a largo plazo, esto es tan destructivo como mentir o ser infiel.

(2) **El apego evasivo – evitativo – huidizo:** estas personas no establecen ninguna relación en absoluto. Podría definirse como «no soy lo suficientemente bueno para los demás», lo que imposibilita cualquier tipo de relación de pareja. O alternativamente, «los demás no son lo suficientemente buenos para mí»: este tipo de apego evasivo lleva a la persona a encadenar relaciones superficiales una tras otra, con personas a las que acaba dejando porque no están a la altura de estándares ridículos o expectativas poco realistas. A menudo,

las personas despectivas suelen tener grandes problemas de compromiso.

Comprender tu estilo de apego y tus sistemas defensivos[95] puede liberarte de los efectos negativos de hallarte en perpetuo estado de alarma y aprovechar esa energía para dirigirte mensajes de arriba hacia abajo que fomenten el reequilibrio de los sistemas cerebrales inferiores. (Si tienes curiosidad por saber más sobre tu propio estilo de apego, puedes encontrar muchos cuestionarios en línea; también puedes encontrar más información en las notas finales. Esta información sobre ti mismo y sobre los demás también puede ayudarte a comprender cómo creas y nutres tus relaciones).[96]

A nivel neurobiológico, el impulso de dar o de recibir cuidados es activado por los opioides internos: los activadores del placer y los analgésicos endógenos (producidos internamente) de nuestro cerebro. Estos neuroquímicos se aseguran de que establezcamos relaciones de apego (con nuestros hijos, nuestra pareja, nuestros padres y amigos) y se liberan automáticamente cuando las mujeres dan a luz para que sientan apego hacia sus bebés, se liberan durante el sexo, e incluso se activan durante las conversaciones íntimas. Uno de los neuroquímicos centrales que activa el tacto es la oxitocina.

Para fomentar la crianza, las madres liberan la hormona oxitocina, que favorece la relación de apego y, por otro lado, un fuerte impulso protector. Y cuando los bebés no reciben suficiente atención, mueren. Pero la oxitocina no solo la liberan las madres después del

---

95. Dos libros populares sobre las aplicaciones de la comprensión de cómo los estilos de apego afectan a la relación son Amir Levine y Rachel Heller, *Maneras de amar* (Barcelona, Book4pocket, 2016) y Stan Tatkin, *Conectados para el amor* (Barcelona, Grijalbo, 2015).

Jaak Panksepp, Eric Nelson y Steve Siviy, «Brain Opioids and Mother-Infant Social Motivation», *Acta Paediatrica* 83 (1994): 40–46.

96. https://apegosposibles.com/aprende/amor-mi-tipo-de-apego

parto. La oxitocina se libera de forma generosa a través del tacto (y también a través del comportamiento sexual y del orgasmo, como mis propios estudios han demostrado). Sin embargo, no creas todo lo que leas en los medios de comunicación sobre la oxitocina como la hormona del «cuidado». Los medios de comunicación tienden a simplificar demasiado. La forma de funcionar de la oxitocina es mucho más complicada.

Es más exacto decir que los efectos de la oxitocina son independientes del contexto y parecen estar más relacionados con sus efectos antiansiedad (potencialmente en concierto con la actividad opioide facilitada por esta hormona),[97] actuando así como un reductor del estrés durante nuestros encuentros interpersonales, ya sea una simple conversación o a través del contacto físico. En otras palabras, la liberación de oxitocina parece tener al menos dos propósitos generales: hacernos sentir bien y ser buena para nosotros. En mis clases de psicología fisiológica, hago reír a mis estudiantes llamando a la dopamina el «neurotransmisor golfo», ya que se libera con casi cualquier tipo de droga o experiencia placentera. Y la dopamina parece tener una relación muy estrecha y personal con la oxitocina: comparten una interacción positiva en la que potencian sus funciones mutuamente, hasta el punto de que los investigadores están considerando que las alteraciones en el funcionamiento de la oxitocina y la dopamina pueden ser la causa de algunos problemas graves de salud

---

97. La oxitocina aumenta la sensación de confianza o seguridad, más que producir sentimientos cálidos y difusos *per se*. Andreas Meyer-Lindenberg, «Impact of Prosocial Neuropeptides on Human Brain Function», *Progress in Brain Research* 170 (2008): 463-470 y Jennifer A. Bartz y otros, «Social Effects of Oxytocin in Humans: Context and Person Matter», *Trends in Cognitive Sciences* 15, n.º 7 (2011): 301-309. Y en cuanto a mi referencia al neurotransmisor dopamina como el «neurotransmisor golfo»: Hay un amplio consenso sobre que la dopamina juega un gran papel en los comportamientos de búsqueda de recompensas. Óscar Arias-Carrión y Ernst Poppel, «Dopamine, Learning, and Reward-Seeking Behavior». *Acta Neurobiologiae Experimentalis* 67, n.º 4 (2007): 481–488.

mental. Y a la inversa, encontrar una manera de mejorar la relación entre la dopamina y la oxitocina puede tener algunas aplicaciones clínicas impresionantes en el tratamiento de los trastornos del estado de ánimo y los trastornos socioafiliativos, así como de la adicción. Una forma de mejorar el funcionamiento de la dopamina sin grandes complicaciones es hacer muchas caricias y juegos sexuales. En resumen, necesitamos una verdadera unión, cara a cara, piel con piel, con «coespecíficos», que es una forma elegante de decir «organismos de nuestra propia especie». Se trata de una necesidad biológica que muchas personas no ven satisfecha, especialmente en esta cultura digital que ha creado una brecha social entre nosotros.

De nuevo, cuando el sistema de CUIDADO se desequilibra,[98] somos más vulnerables emocionalmente o podemos tener dificultades para conectar con los demás. Una tendencia hereditaria hacia el desequilibrio del sistema emocional en la parte inferior del cerebro (un factor biológico) sumada a experiencias poco amorosas en la primera infancia (psicológicas/aprendizaje) en el contexto de una cultura que no prioriza verdaderamente nuestros lazos sociales piel con piel (social) es la receta para el desastre. Esto puede resultar en drogodependencia, sexo compulsivo o trastornos alimenticios para aliviar el dolor psicológico de la falta de atención. De hecho, este estado desencadena el sistema de PÁNICO/TRISTEZA, creando aún más sufrimiento.

El componente TRISTEZA también se activa cuando perdemos a un ser querido. Si este sistema está desequilibrado, puedes quedarte tan bloqueado que evitas los contactos que tan desesperadamente necesitas, lo cual resulta en una completa tristeza y sole-

---

98. Parece ser que el dolor psíquico es el resultado de un sistema CUIDADO deficiente o de un sistema de PÁNICO/TRISTEZA hiperactivo, o una combinación de ambos. Panksepp, *The Archaeology of Mind.*

dad. Y a la inversa, si el componente PÁNICO del sistema PÁNICO/TRISTEZA está desequilibrado y funciona en exceso, podrías ser hipersensible a cualquier amenaza a tus relaciones, ya sean reales o imaginarias, lo cual puede llevarte a un apego excesivo.

Cuando se pone en marcha de forma natural, el sistema de TRISTEZA nos hace sentirnos desgraciados y angustiados. Sin embargo, con tiempo y viviendo el proceso normal de una pérdida, podemos volver a la estabilidad de nuestras relaciones de seguridad y confianza. Cuando tenemos la suerte de contar con fuertes apoyos sociales y estamos rodeados de fuentes de CUIDADO, normalmente experimentamos una sensación de bienestar, que a su vez fortalece los mismos lazos sociales que lo provocan, en un maravilloso ciclo positivo de CUIDADO, creando aún más CUIDADO y bienestar.

Como habrás experimentado, la ruptura no deseada de una relación romántica importante suele ir acompañada de signos de retraimiento: un anhelo doloroso por el ser querido que realmente sentimos como un dolor en el corazón. Puede haber rumiación mental: pensamientos obsesivos sobre lo que salió mal, sueños sobre cómo arreglar la relación, seguidos de alteraciones en el apetito, los patrones de sueño, agitación, depresión e incluso problemas en el sistema inmunitario. Suena un poco como recuperarse de una adicción, ¿no? Para algunos, la ruptura de una relación romántica puede ser tan incapacitante como el consumo de drogas,[99] especialmente para aquellos cuyos sistemas emocionales ya estaban desequilibrados.

Echemos un vistazo a cómo este proceso CUIDADO-PÁNICO puede amortiguar el DESEO y el JUEGO en la vida real.

---

99. Naomi I. Eisenberger, «The Pain of Social Disconnection: Examining the Shared Neural Underpinnings of Physical and Social Pain», *Nature Reviews Neuroscience* 13, n.º 6 (2012): 421–434.

Cuando el CUIDADO hiperactivo amortigua el JUEGO y el DESEO

Bill y Liza son una pareja de treintañeros que viven en Nueva York con dos niños, en un pequeño apartamento que en principio solo tenía que ser temporal. Se conocieron mientras trabajaban juntos como ejecutivos en una pequeña empresa de publicidad. Liza decidió despedirse para ser ama de casa, así que, con menos ingresos, el pequeño apartamento se volvió menos temporal y más limitado.

Aunque Liza siente que hace lo correcto quedándose en casa para cuidar de sus dos hijos,[100] ambos menores de dos años, su matrimonio está sufriendo las consecuencias. Han pasado meses desde la última vez que tuvieron sexo; y, cuando lo hicieron, fue horrible. Liza admite que solo se deja llevar, lo cual hace que Bill se sienta menospreciado y deprimido. Liza antes era divertida. Muy divertida. Y Bill estaba encantado de haber conocido a una alma gemela que parecía ser compatible con él dentro y fuera del dormitorio. Pero ahora, después de pasar el día con los niños encima de ella, Liza no tiene ganas de que la toquen, y no siente el más mínimo interés por el sexo. Su sistema de CUIDADO está sobreexcitado, con elevados niveles de oxitocina y prolactina,[101] que a su vez reducen el estrógeno y la testosterona, amortiguando su sistema de BÚSQUEDA y DESEO. Y las quejas de su marido no son de gran ayuda.

---

100. Aparte del estrés que implica ser padres y que afecta a nuestra vida sexual, parece que las hormonas oxitocina y prolactina, ambas implicadas en el comportamiento materno/paterno, pueden tener un efecto inhibidor sobre la testosterona, afectando a la libido. La oxitocina parece mediar en el período refractario en los hombres y también ser responsable del brillo posorgásmico tanto de los hombres como de las mujeres. Panksepp, *Affective Neuroscience*.

101. Demasiada prolactina puede afectar negativamente a los niveles de testosterona y a la función sexual en los hombres: Scott I. Zeitlin y Jacob Rajfer, «Hyperprolactinemia and Erectile Dysfunction», *Reviews in Urology* 2, n.º 1 (2000): 39–42.

Hasta ahora, Bill ha sido paciente, pero está llegando al límite. Insiste en lo mucho que ama a Liza y quiere darle espacio para resolver las cosas. Pero se siente frustrado. «No me casé para no tener sexo—, se queja Bill. Durante la sesión, explica que literalmente tiene que rogar por una paja o una mamada ocasional durante las cuales Liza se muestra totalmente aburrida y desmotivada.

Liza siente que el enfado de Bill es injusto. «Tenemos el lujo de contar con una niñera los viernes por la noche y, después de una copa o dos, finalmente me aflojo». Bill interviene: «Me ha prometido que volverá a ser como antes».

Se besan y acarician en el restaurante, pero cuando llegan al vestíbulo del edificio de apartamentos, es como si cayera un cubo de agua helada sobre la libido perdida de Liza, solo ligeramente encendida. Es como si su libido estuviera programada para apagarse en el momento en que regresa a casa.

¿Qué les pasa a estos dos?

Liza está manifestando síntomas de un desequilibrio en la parte inferior de su cerebro. Tu cerebro está en modo «cuidar/criar/amistad», le digo. Le describo los siete sistemas y luego digo: «tu sistema de CUIDADO está bloqueando tu sistema de DESEO».

También le aseguro que esto es muy común en los padres recientes.[102] «Esto les sucede a algunas personas. Y está bien. Si entiendes las conexiones del cerebro inferior, entenderás por qué tu energía sexual está fuera de tu alcance ahora mismo. Solíais experimentar un deseo sexual espontáneo o activo al principio de vuestra relación. Pero es muy común que las mujeres, y algunos

---

102. La administración de oxitocina a padres humanos dio lugar a una disminución de los niveles de testosterona, lo que se asoció con una paternidad más óptima. Omri Weisman, Orna Zagoory-Sharon y Ruth Feldman, «Oxytocin Administration, Salivary Testosterone, and Father-Infant Social Behavior», *Progress in Neuro-Psychopharmacology and Biological Psychiatry* 49 (2014): 47–52.

hombres, pierdan una parte o la totalidad de su deseo sexual espontáneo.[103]

»Honestamente, Liza —le explico—, quiero decir que si tienes en cuenta que estás cuidando de tus niños las veinticuatro horas los siete días de la semana, es lógico que tu energía erótica se haya apagado. En general, todo está funcionando correctamente, pero necesitamos ayudarte a encontrar tu equilibrio».

El universo de Liza se ha reducido y todo gira alrededor de los bebés. Todas las actividades que solía realizar por placer han pasado a un segundo plano: amigos, tiempo libre, viajes, salidas... Esto ha alterado la dinámica de sus sistemas cerebrales. El estrés que acompaña el cuidado continuo de los niños impide la producción de dopamina, así que no hay nada que ponga en marcha la BÚSQUEDA, el JUEGO o el DESEO.

Mientras el sistema de CUIDADO permanezca sobreactivado, se reducirá la regulación del sistema de DESEO SEXUAL y del sistema de JUEGO. Al no ser capaz de disfrutar de placeres normales, el sistema de BÚSQUEDA de Liza ha quedado secuestrado y dedicado al CUIDADO. Esta situación se ve reforzada por nuestra sociedad, que tiende a valorar a las madres que renuncian a su tiempo y su energía por el bien de sus hijos. Si los padres tienen la suerte de tener un buen apoyo social, familiares dispuestos a ayudarlos a cuidar de los niños para que puedan descansar a menudo, si su vida está organizada de forma que se animen a seguir disfrutando de actividades románticas y lúdicas de adultos, podrían tener la suerte de disponer de tiempo y

103. La distinción entre deseo sexual activo/espontáneo y receptivo es importante. Se hizo originalmente en referencia a un nuevo modelo de deseo sexual femenino. Es importante que tanto los hombres como las mujeres reconozcan que no es raro experimentar una reducción del deseo sexual «activo» en las relaciones a largo plazo o después del nacimiento de los hijos. Rosemary Basson, «Using a Different Model for Female Sexual Response to Address Women's Problematic Low Sexual Desire».

energía suficientes para nutrir su relación de pareja y buscar momentos de placer, lo cual podría inmunizarlos contra la pérdida de JUEGO y DESEO. Esto, sin embargo, supone un montón de condicionales teniendo en cuenta el ritmo febril de la vida moderna y la gran movilidad territorial de las familias, que a menudo tiene como consecuencia el alejamiento de los familiares que podrían ayudar.

Como muchas parejas en situaciones similares, Bill y Liza necesitan encontrar una solución para salvar su matrimonio y reparar su casi inexistente vida sexual. Empezamos con un plan aparentemente contradictorio. Liza debe darse permiso para NO tener sexo. Cuando deje de sentirse presionada, tendrá la libertad que necesita para buscar maneras de animar su vida en general (y, al mismo tiempo, animar la energía de su sistema de BÚSQUEDA). Así, de forma natural, despertará alguna pasión fuera del cuidado de los niños a tiempo completo. ¿El resultado? Liza volverá a descubrir su DESEO hacia la vida y hacia su marido. Y, sin duda, Bill la estará esperando y apreciará su regreso.

Sé que su terapia no llevará mucho tiempo.[104] La clave para que una relación funcione es reconocer que debemos considerar

---

104. La referencia a los hábitos para el éxito de la relación proviene del trabajo del Dr. Brent Atkinson, pionero en el trabajo empírico de síntesis realizado por el laboratorio de relaciones de Gottman (ver más adelante) con nuevos hallazgos en la neurociencia afectiva.

Aquí hay algunos recursos para el lector profano:

John M. Gottman, Julie Schwartz Gottman y Joan DeClaire, *Ten Lessons to Transform Your Marriage: America's Love Lab Experts Share Their Strategies for Strengthening Your Relationship* (Nueva York, Harmony Books, 2007).

El Dr. Atkinson tiene un libro de trabajo para parejas *(Developing Habits for Relationship Success: A Step-by-Step Guide for Improving Your Relationship*, versión 4.6), que puede obtenerse directamente en su sitio web: https://thecouplesclinic.com/books/

Para aquellos interesados en aprender más sobre el enfoque pragmático/experiencial del Dr. Atkinson en la terapia:

Brent J. Atkinson, *Emotional Intelligence in Couples Therapy: Advances from Neurobiology and the Science of Intimate Relationships* (Nueva York, W. W. Norton & Company, 2005).

Brent Atkinson y otros, «Rewiring Neural States in Couples Therapy: Advances from Affective Neuroscience». *Journal of Systemic Therapies, Special Issue: Psychotherapy and Neuroscience* 24, n.º. 3 (2005): 3–16.

que las necesidades de nuestra pareja son tan importantes como las nuestras. En cuanto Liza se da cuenta de la necesidad de comprometerse realmente a encontrar una solución positiva para ambos, y comprende su propio desequilibrio, tiene más ganas de abordar este tema, no solo para complacer a su marido, sino por su propio bien. A largo plazo, reequilibrar sus energías ayudará a evitar que su relación se estanque y ella se hunda en su papel de madre en lugar de ser una persona individual y una pareja. Este proceso significa que Liza y Bill aprenderán de verdad a escucharse mutuamente y a reconocer y respetar sus respectivas necesidades. Y para ello, les recomiendo un ejercicio llamado escucha activa (ver más adelante). Cuando Liza comienza a cuidarse activamente, y ella y Bill tienen más claro cómo se siente cada uno, empieza la curación.

Liza reserva un fin de semana en un retiro de yoga para ella (¡sola!) con la intención de iniciar una nueva vida más sana, y también se apunta a una clase semanal en un gimnasio local. Aunque estamos de acuerdo en que dispone de «todo el tiempo que quiera» hasta que vuelva a tener ganas de practicar sexo, de manera que encuentre una forma de aprovechar su apetito sensual, le explico a Liza que a veces el deseo puede aparecer después de empezar la excitación, y que hay muchas maneras de excitarse. Esto es lo que llamamos deseo receptivo. Liza dice que le apetece probar uno de los ejercicios[105] que aprendí de un terapeuta y educa-

---

105. El ejercicio que le sugiero a Liza, recomendado por el Dr. William Stayton (un psicólogo increíblemente talentoso, terapeuta sexual y ministro baptista), implica el uso de *The Joy of Sex* de Alex Comfort (Nueva York, Simon and Schuster, 2003). Aquí están algunos de los trabajos publicados por el Dr. Stayton para el lector interesado:

William R. Stayton. «A Theology of Sexual Pleasure», *SIECUS Report* 30, n.º 4 (2002): 27–30.

Yolanda Turner y William Stayton, «The Twenty-First Century Challenges to Sexuality and Religion», *Journal of Religion and Health* 53, n.º 2 (2014): 483–497.

dor sexual, el Dr. William Stayton, que consiste en conseguir una copia impresa del famoso manual de sexo *The Joy of Sex*[106] y animar a los pacientes a inventar juegos para realizar en pareja. Liza toma la iniciativa de quedar con Bill dos veces a la semana para jugar. En estas «citas de juego» se turnan para abrir las páginas del libro y luego entablar conversaciones sobre lo que les gusta o no les gusta de determinados comportamientos sexuales. Luego programan sesiones de escucha activa en las que repasan el índice del libro y se desafían mutuamente a hablar sobre temas específicos, atreviéndose a compartir todo lo que se les ocurre, a explorar sus propias fantasías sexuales, sus experiencias, lo que les enciende y lo que les apaga, llegando a acceder al mundo interior de cada uno. Y por supuesto, ya que tienen «prohibido» practicar sexo, a Liza este ejercicio le parece seguro y divertido. Como era de esperar, la idea de no poder practicar sexo hace que todo sea nuevo y excitante.

Liza dice que cada vez tiene más ganas de practicar sexo con Bill, ahora que lo ve con «ojos nuevos». Están sorprendidos por la cantidad de cosas que aún no saben el uno del otro. Estas nuevas conversaciones sexuales han dado pie a muchas más conversaciones honestas, profundas e interesantes sobre sus vidas en general. Bill llama unas semanas después para decir que Liza ha decidido, por sí misma, romper la regla de «prohibido el sexo» y hacerle a Bill una mamada muy entusiasta después de una conversación particularmente caliente. Parece que Liza ha logrado recuperar su ritmo.

---

106. Comfort, Alex, *The Joy of Sex*, Nueva York, Simon and Schuster, 2003.

Herramienta para el buen sexo: Escucha activa, parte 1 [107]

Cuando mis pacientes exploran su sótano emocional, intento que también se conecten fuera de sí mismos. Una herramienta que funciona bien para comenzar el hilo de comunicación entre parejas que han perdido la conexión (por cualquier razón) se llama escucha activa. Consiste en reservar un tiempo para que la pareja hable de verdad y se escuchen mutuamente, por turnos. De hecho, a menudo sugiero que las parejas «se ofrezcan sesiones» mutuamente para poder ventilar todos sus pensamientos, sentimientos, frustraciones, miedos y dudas en un espacio seguro. El trabajo de la pareja es escuchar, no juzgar ni tratar de justificarse ni defenderse. El oyente trata de repetir exactamente lo que el orador dice, para que cada palabra, idea, pensamiento y sentimiento expresado sea apreciado como una joya de valor incalculable. Con la charla y la escucha, la persona que habla experimenta una liberación y una intensificación de sus sentimientos y, a continuación, una liberación de sus rencores.

Estas sesiones funcionan mejor cuando se decide de antemano la duración, y siempre recomiendo empezar poco a poco. Inténtalo durante diez minutos y luego, gradualmente y con la práctica, aumenta a unos treinta minutos. Como les digo a mis pacientes, si puedes aprender a soportar tus sentimientos hacia lo que piensa y

---

107. El concepto de escucha activa fue propuesto como una importante herramienta terapéutica por Carl Rogers. Carl Ransom Rogers y Richard Evans Farson, *Active Listening* (Chicago, Industrial Relations Center of the University of Chicago, 1957).

Harville Hendrix y otros han desarrollado varios ejercicios de escucha activa para mejorar la comunicación. Harville Hendrix, Helen LaKelly Hunt, Wade Luquet y Jon Carlson, «Using the Imago dialogue to deepen couples' therapy». *The Journal of Individual Psychology* 71, n.º 3 (2015): 253–272.

siente tu pareja, puedes conseguir un magnífico espacio para el crecimiento personal y de la relación.

Instrucciones para la escucha activa básica:

1. Determinad que ambos os halláis en un estado mental adecuado para llevar a cabo la sesión y decidid quién será el orador y quién el oyente activo.
2. Acordad claramente que estáis haciendo una sesión y que lo que se diga aquí, no saldrá de aquí (lo que pasa en Las Vegas se queda en Las Vegas).
3. Encended el temporizador.
4. El orador comienza a hablar, intentando expresarse en frases cortas, para que el oyente pueda asimilarlo todo.
5. El oyente repite lo que ha oído. Por ejemplo: «Lo que dices es…». Al terminar, el oyente pregunta: «¿Es correcto?».
6. El orador indica sí o no, y si el oyente se ha perdido algo o no ha entendido con precisión lo que el orador quería decir, el orador repite la información. El oyente repite entonces la información corregida.
7. El oyente entonces pregunta: »¿Hay algo más que quieras añadir?».

El objetivo es atenerse a la información precisa que el orador comparte sin añadir tus propias interpretaciones ni puntos de vista, y sin intentar influenciar, arreglar o embellecer lo que tu compañero está diciendo realmente. No os compliquéis. Ceñirse al guion crea un espacio seguro para comunicarse dentro del ejercicio y rompe los hábitos de conversación habituales.

Cómo aliviar los desequilibrios del sistema de PÁNICO/TRISTEZA para descubrir un nuevo yo

Janet es una mujer de cuarenta y nueve años, atractiva y educada en una universidad privada. A pesar de tener mucho dinero en el banco, haber tenido una exitosa carrera como doctora y poder retirarse ridículamente pronto para seguir su «sueño», es incapaz de sentir pasión por la siguiente etapa de su viaje,[108] o de encontrar un compañero para compartirla. Siempre está ansiosa, un claro indicio de que su sistema de TRISTEZA/PÁNICO está en pleno apogeo.

Janet vino a verme por el sufrimiento que experimentó después de una difícil ruptura. Se ha casado dos veces. Su primer matrimonio terminó cuando le quedó claro que su marido vivía en un enfado crónico, se sentía desgraciado en todas las áreas de su vida y no quería ir a terapia. Se cansó de lidiar con sus berrinches y sus duras críticas, así que siguió su camino. Su segundo matrimonio, unos años después, parecía prometedor. Este marido era más amable, más divertido y más fácil de tratar en general. Pero Janet quedó destrozada cuando se enteró de que él tenía una aventura con una antigua novia que lo había dejado años atrás. Ella quería salvar el matrimonio, pero cuando él decidió dejar a Janet por la otra mujer, no tuvo elección.

---

108. Cuando los supervivientes del Holocausto sufren de depresión clínica, TEPT o trastornos de ansiedad que interfieren con su capacidad de ser padres, puede dar lugar a problemas de apego en sus hijos.

Harvey A. Barocas y Carol B. Barocas, «Separation-Individuation Conflicts in Children of Holocaust Survivors». *Journal of Contemporary Psychotherapy* 11, n.º 1 (1980): 6–14.

Sin embargo, es alentador observar que la mayoría de los hijos de los supervivientes del holocausto no manifiestan psicopatología, lo que constituye una prueba de la resistencia de los supervivientes y sus descendientes. Natan P. Kellerman, «Psychopathology in Children of Holocaust Survivors: A Review of the Research Literature». *Israel Journal of Psychiatry and Related Sciences* 38, n.º 1 (2001): 36–46.

Desde su segundo divorcio, Janet se ha vuelto solitaria y retraída, incapaz de tener citas ni de interesarse siquiera por los sitios de citas *online*. Creía que el motivo era que su trabajo como médico de urgencias era demasiado estresante. Pero ahora, después de jubilarse, todavía tiene problemas para dormir, no es capaz de perder los diez kilos que ha ganado, y no puede dejar de pensar en todo lo que se está perdiendo. Su cuerpo no le gusta lo suficiente para abrirse a salir con alguien nuevo. Le preocupa que los hombres solo la quieran por su dinero, así que pasa mucho tiempo en casa, mirando Facebook, sintiéndose sola y triste. Y se siente peor que nunca porque ella creía que se sentiría mejor cuando dejara el trabajo. De hecho, ha ganado mucho dinero y también ha heredado otros bienes. Pero los años de desatención por parte de sus padres la han dejado con un sentimiento de escasez y dificultad para cuidarse a sí misma. Tiene un montón de dinero en el banco y no puede gastar ni un céntimo en sí misma.

En nuestro trabajo conjunto, hemos sacado los esqueletos de su armario emocional, prestando especial atención al agotamiento de su sistema de DESEO debido a la negligencia emocional de sus padres y a que están esperando que ella los cuide, especialmente a su madre. En mi opinión, pasa demasiado tiempo sola y, cuando sale con sus amigos, siempre parece que lo hace por ellos, no para estar con ellos. Los amigos saben que Janet tiene dinero, así que recurren a ella cuando lo necesitan. Tías y primos la llaman cuando se ponen enfermos y quieren un consejo gratuito. Incluso sus examantes se dirigen a ella con consultas cuando algún miembro de su familia tiene problemas de salud. Janet da mucho, pero recibe poco, así que sus interacciones sociales no pueden alimentar sus sistemas de CUIDADO o JUEGO.

Además, su falta de ganas de hacer cualquier cosa que la satisfaga (trabajo, compromisos sociales, actividades intelectuales o citas) apunta a un sistema de BÚSQUEDA deprimido (desregulado).

Cuando indago en el desequilibrio CUIDADO-PÁNICO/TRISTEZA en la formación de sus vínculos con sus padres, descubro que ambos, ahora fallecidos, fueron supervivientes del Holocausto.

Los padres de Janet estaban demasiado preocupados con sus propios asuntos para prestarle la atención adecuada. No fue culpa de sus padres.

A medida que nos vamos conociendo, me cuenta que su madre estaba tan necesitada de toda la energía que pudiera proporcionarle su padre, que no quedaba nada para la joven Janet. Como adulta, este sistema de CUIDADO atrofiado fue la causa, en parte, de una larga lista de novios a los que ella tenía que cuidar (incluso su último marido, que ella pensó que iba a cuidarla, resultó ser así). Nunca se sentía totalmente cómoda en las reuniones sociales, y siempre creía que le pasaba algo. Para hacer frente a esta incomodidad, se centró en cuidar de los demás, lo que la hacía sentirse valiosa y querida (a través de ser necesitada). Pero al concentrar sus energías en cuidar de los demás, Janet nunca se ocupó adecuadamente de satisfacer sus propias necesidades, sobre todo porque no se sentía con derecho a ello. Esta información es muy importante y explica por qué los padres de Janet siguen estando presentes en un círculo automático de autocomplacencia negativa, impregnada de emociones que la siguen dominando para tenerla atrapada en el miedo, para que no confíe y piense que no es «lo suficientemente buena» y no se merece ser feliz. Estos pensamientos son tan omnipresentes que ella los ve como si fueran el empapelado de su mente.

Es evidente que la ansiedad de Janet, su agotado sistema de CUIDADO y el sistema de PÁNICO/TRISTEZA hiperactivo, la están desbordando. Ya ha ido a terapia antes, y le fue bien. La ayudó a romper su primer matrimonio y a hacer frente a los retos de su carrera médica, pero ahora está buscando iniciar otro camino y necesita ayuda para saber cómo empezar.

Debido al trauma heredado de la experiencia de sus padres, estaba claro que necesitábamos profundizar mucho más en la red bio/psico/social de Janet, a fin de entender y analizar la causa del desequilibrio de su sistema CUIDADO-PÁNICO.

Para que Janet se sienta más íntegra, su terapia necesita bombear su sistema de compromiso social de tal manera que aprenda a asumir riesgos y a pedir a los demás lo que necesita y lo que quiere.[109] Implicamos su sistema de BÚSQUEDA para que sienta más curiosidad que miedo. De hecho, sus padres, que eran tan retraídos socialmente, destruyeron su curiosidad social natural y reforzaron su incomodidad. Cuando sus relaciones se vuelven más estables, al estar más cómoda con sus propias necesidades, puede sentirse lo suficientemente segura para explorar todos sus sentimientos. Le sugiero dos formas específicas para empezar: crear una nueva red de amigos cercanos y alimentar su sistema de BÚSQUEDA a través del juego, la curiosidad y otros intereses.

Janet empieza a trabajar en el desarrollo de un nuevo estilo de seguridad que modifica su banda sonora interna para que suene más como «yo estoy bien y los demás también lo están». Este proceso sirve para ayudarla a prestar atención a cómo desarrollar el fino arte del autocuidado que, para Janet y muchas otras personas como ella, significa aprender a poner límites a las personas que la rodean. Tiene que aprender a decir no a las invitaciones o peticiones cuyo objetivo

---

109. El sistema de compromiso social es un concepto planteado por Stephen Porges en la teoría polivagal de que el sistema nervioso humano desarrolló la capacidad de verse afectado por nuestras interacciones con los demás. Las interacciones sociales positivas fomentan el funcionamiento de nuestro sistema nervioso y endocrino y pueden reducir nuestras reacciones al estrés. Para que nos desarrollemos como individuos sanos, nuestros sistemas de compromiso social deben funcionar eficazmente. Stephen W. Porges, «Social Engagement and Attachment», *Annals of the New York Academy of Sciences* 1008, n.º 1 (2003): 31–47 y Stephen W. Porges, «The Polyvagal Theory: Phylogenetic Substrates of a Social Nervous System», *International Journal of Psychophysiology* 42, n.º 2 (2001): 123–146.

es posicionarla en su papel de cuidadora habitual. Debe ser más cuidadosa al elegir a quién deja entrar en su vida. Este nuevo aprendizaje lleva tiempo. Pero la buena noticia es que ahora Janet conoce los desequilibrios de su sótano emocional (un sistema de PÁNICO/TRISTEZA hiperactivo y un sistema de auto-CUIDADO deprimido) y puede usar esta conciencia para hacer elecciones y decidir qué pasos dar. A través de la hipnoterapia, establecemos un nuevo sistema de creencias que la ayuda a encontrar los recursos dentro de sí misma para hacer todo lo que necesita y desea en su vida (ver el ejercicio Accede a tus recursos internos, más adelante). Consigue decirse sí a sí misma. Consigue decir a los demás que no le gusta tener que estar siempre disponible para responder a sus necesidades y peticiones. Puede abrir un espacio para explorar y jugar con sus propias necesidades y pasiones.

El continuo CUIDADO-TRISTEZA siempre impactará en los otros sistemas. Entender cómo estos sistemas pueden estar o no en equilibrio, hiperactivos o inactivos, te ayudará a comprender la dinámica de tus relaciones, así como tu capacidad para buscar el placer en sí mismo. Como veremos con Janet, cuando empiece a reequilibrar su sistema de PÁNICO/TRISTEZA, sus sistemas de JUEGO y DESEO se reavivarán. De hecho, JUGAR es un factor fundamental para recuperar el DESEO y la BÚSQUEDA, pues devuelve el equilibrio a estos dos sistemas centrales.

Herramienta para el buen sexo: Accede a tus recursos internos

Un principio importante de mi trabajo con mujeres y hombres que tratan de liberarse de su carga emocional es recordarles que tienen todos los recursos internos para conseguir lo que quieren externamente en sus vidas. Esta idea se ha adaptado directamente desde la hipnoterapia ericksoniana, que es mi método de trabajo. Sin embargo, no es necesario que hagas hipnoterapia para que este ejercicio te funcione. La parte más importante de este trabajo de recursos internos es convencerte de que *ya tienes todos los recursos internos que necesitas para conseguir todos los recursos externos que necesitas y que deseas.* **Esto crea una sensación de relajación y seguridad que nos hace tener aún más recursos.**

1. Busca un lugar tranquilo donde no te molesten. Siéntete libre de dejarte llevar por tu respiración. Respira normalmente (haz una inhalación larga y suave y luego una exhalación más larga y más suave).

2. Empieza dándote permiso total para estar exactamente como estás en este momento. A continuación, dale a este momento permiso para ser exactamente como es. La forma de acceder a tus recursos internos es empezar por donde estás. *Permiso total para ser simplemente como eres.*

3. A continuación, date permiso para profundizar un poco más en la comprensión de que tienes una increíble abundancia de recursos a los que puedes acceder gracias a la sugestión positiva.

4. Recuerda que *tu mente es muy creativa.* Pon esa creatividad en movimiento preguntándote: «Me pregunto cómo puedo acceder a las herramientas, habilidades, conocimientos, capacidades, posibilidades y recursos internos que necesito para crear lo que quiero y necesito en mi vida». Cuando hacemos una pregunta de esta manera, en la frase «Me pregunto cómo puedo» está incrustada la afirmación «¡Puedo!».

Como he mencionado, nuestra mente puede alcanzar de manera orgánica increíbles descubrimientos, opciones y soluciones sin ningún esfuerzo. De hecho, a veces pensar demasiado con la parte superior del cerebro solo se interpone en el camino de la solución intuitiva de los problemas. Y recuerda, lo mejor de acceder a tus recursos internos y tener tus necesidades cubiertas es que no tienes que hacerlo solo. Ya dispones de todos los recursos internos para crear las personas, lugares y circunstancias que necesitarás para satisfacer tus necesidades externas y acceder a tus recursos externos.

A medida que nos damos cuenta de que podemos acceder a los recursos externos mediante la movilización de nuestros recursos internos, podemos relajarnos y reducir el apego a las cosas que tienen determinada apariencia en determinado momento, ya se trate de personas o de circunstancias. Básicamente, cuanto menos ansiosos estemos ante determinados desenlaces, más relajados, ingeniosos, resilientes y creativos podemos ser. ¿Cómo funciona esto? Nos volvemos capaces de reconocer que, si una relación amorosa no va a durar a pesar de nuestras mejores intenciones, quiere decir que seguramente encontraremos satisfacción y compañía en otro lugar. Si el trabajo de nuestros sueños no sale bien, confiamos en que hay muchas otras posibilidades que pueden proporcionarnos mejores oportunidades a largo plazo. Si un amigo nos decepciona, nos lo podemos tomar de forma menos personal y buscar el apoyo de aquellos que están realmente dispuestos a permanecer a nuestro lado. Este replanteamiento disminuye nuestra ansiedad por necesitar que algo o alguien sea de determinada manera, y nos permite estar más presentes y apreciar más lo que nos rodea, lo que se convierte en una manera de cultivar un estilo de apego seguro en el que sentimos que nuestras necesidades están cubiertas y que el mundo en general nos ayudará a satisfacerlas.

Usar esta práctica es como ir al gimnasio de los recursos mentales/emocionales. Cuando nos recordamos a nosotros mismos que tenemos acceso a todo lo que necesitamos o deseamos a través de nuestros propios recursos, nuestra conexión con esas herramientas internas se fortalece, como un músculo bien entrenado. Podemos entrenar y fortalecer nuestros superpoderes de BÚSQUEDA, CUIDADO de nosotros mismos y de los demás, y JUEGO.

El maravilloso potencial del JUEGO[110]

Henry es un atractivo hombre casado de cincuenta y ocho años, socio de un gran bufete de abogados. Tiene una personalidad tipo A y ha llegado lejos en su vida debido a su esfuerzo, resistencia y tendencia al perfeccionismo. Ama su trabajo y cuida mucho a su esposa de treinta años, así como a todos los que ama. Aparentemente, Henry lo tiene todo: una gran familia, una casa preciosa, amigos, viajes y tiempo para hacer obras de caridad. Pero, últimamente, Henry ha tenido algunos problemas con un tema que nunca antes le había preocupado. Sus erecciones han dejado de funcionar de forma fiable, y ahora ha empezado a evitar tener sexo con su esposa, Lilly, porque le da vergüenza. No ha probado el Viagra porque cree que hacerlo sería «engañar».

«Mi pene debería funcionar por sí solo como siempre lo ha hecho —afirma—. He visto a mi médico de cabecera, un cardiólogo y un urólogo, y los tres dicen que todo parece estar bien».

---

110. Para una descripción detallada del sistema de JUEGO y su papel en el desarrollo, la socialización, el aprendizaje y la alegría, consulte el capítulo 15, «Rough-and-Tumble Play: The Brain Sources of Joy», en Panksepp, *Affective Neuroscience*.

Hablo un poco con Henry sobre su historia y descubro que su padre murió a los sesenta años de un ataque al corazón después de una larga enfermedad coronaria. Le pregunto cómo le afectó este acontecimiento; dice que en realidad no piensa en ello. «Tengo una salud estupenda, visito a un cardiólogo de forma regular, practico deporte habitualmente y, en general, hago todo lo que se supone que debo hacer para que la salud de mi corazón sea la de un hombre mucho más joven, por lo que dicen mis médicos».

Así que el cuerpo de Henry no parece ser el problema. Es su cabeza. Sufre de un mal caso de *spectatoring* o «rol de espectador»,[111] un trastorno por el cual la autoconciencia y la ansiedad por el rendimiento apagan la respuesta sexual. Después de tener problemas de erección (algo que les sucede a todos los hombres en algún momento) con su esposa en varias ocasiones, su cabeza tomó el control y fue incapaz de estar lo suficiente en el aquí y ahora para permitir que la sexualidad se desplegara.

Entonces, ¿qué les pasa Henry y a su pene?

Cuando le pregunto qué le viene a la mente cuando piensa en el miedo, abre los ojos de par en par y, de repente, se da cuenta. Dice: «Ahora que lo pienso... Mi padre murió a la edad que tengo yo ahora. Supongo que tengo miedo de morir como él».

Indagamos un poco más en su infancia. Lo enviaron a un internado con la esperanza de que «creciera rápido». Explica: «Recuerdo que siempre sentía que tenía que ser un hombre, no un niño».

A pesar de su gran potencial, el impulso de jugar es en realidad bastante frágil y puede ser fácilmente anulado si nos sentimos estresados o inseguros. Henry parece haberse saltado la fase de jugar y

---

111. Masters y Johnson acuñaron el término «rol de espectador» u observarse a uno mismo durante el sexo, en lugar de estar realmente presente en la experiencia. Creían que gran parte de la disfunción sexual derivaba de estar demasiado pendientes de esto. William H. Masters y Virginia E. Johnson, *Human Sexual Inadequacy* (Boston, Little, Brown,1970).

ahora, cincuenta y pico años después, su sistema de PÁNICO/TRISTEZA es demasiado sensible. Tiene sentido, dado lo que sabemos sobre la historia de Henry. La prolongada enfermedad de su padre y el miedo a la pérdida y la inestabilidad en su niñez han afectado a su capacidad de relajarse en el sexo. Cuando su sistema de PÁNICO se activa, le cuesta llegar al estado fisiológico de relajación necesario para la excitación sexual.

Le explico a Henry que, cuando los hombres envejecen, su pene deja de colaborar tanto como lo hacía antes. Es normal que su capacidad de tener erecciones duraderas disminuya ligeramente. Pero Henry está tan orientado a los objetivos, tan «centrado en terminar el trabajo», que se olvida de estar presente en su experiencia, y esto también le está costando un precio. Le sugiero que aprenda a aumentar el JUEGO en su vida. Y necesita aplacar su tendencia a cuidar tanto de los demás, una manera de ser que lo pone en modo de máster del universo concienzudo, serio y exitoso. Por supuesto, no quiero interferir en el hecho de que quiera cuidar de su esposa, pero sí quiero que afloje un poco.

Nuestra terapia se centra en fomentar su sentido de JUEGO cuando se acerca a la sexualidad. Hacemos un mapa de sugerencias específicas que puede usar para activar los sistemas de JUEGO y DESEO. Le digo que se imagine que ya lo ha conseguido y que disfruta sin esfuerzo con su esposa de una vida sexual escandalosamente satisfactoria que les encanta a los dos.

Empieza a ver su futuro como si fuera un explorador consciente, apasionado y divertido. Henry se ha dado cuenta enseguida de que puede superar sus preocupaciones si simplemente se permite sentir sus sentimientos, que alcanzarán su nivel máximo y se liberarán. La liberación consciente del sufrimiento puede aplacar un sistema PÁNICO/TRISTEZA hiperactivo, ya sea «haciendo una sesión» (ver el ejercicio de escucha activa) para expresar nuestro miedo con un compañero, o incluso escribiendo sobre él en un diario. Muchas investigaciones apoyan la idea de que la expresión activa de nuestras emociones ante los demás produce grandes beneficios físicos y emocionales, incluso disminuyendo la inflamación que puede ser el origen de muchas enfermedades.

Lo importante para Henry era reconocer tanto su miedo a tener problemas de salud similares a los de su padre como la obligación que ha sentido desde niño de «ser un hombre». Tomando conciencia de estos miedos y comprendiendo que los problemas de erección son muy normales para los hombres de su edad, la ansiedad de Henry se reduce y le resulta más fácil jugar, tanto en el sexo como en cualquier otra situación.

Decide que no tiene que ocultarle sus miedos a su esposa y, cuando se sincera con ella, ambos se sienten más conectados y cercanos. Entonces pone en acción su nuevo plan, llevando a la práctica mi sugerencia de «jugar» con ejercicios centrados en las sensaciones (ver capítulo 9) con su esposa. En estos sencillos pero poderosos ejercicios creados nada menos que por Masters y Johnson, la pareja se turna para explorar el cuerpo del otro (al principio sin tocarse los genitales ni realizar ningún tipo de práctica sexual). Esta es una herramienta muy potente que ayuda a Henry a encontrar su camino de regreso al momento presente, a su esposa y a sentir y explorar, en lugar de centrarse en alcanzar el éxito, un objetivo que funciona en la sala de juntas pero no en el dormitorio.

En el caso de Henry, conseguir que infundiera juego en su vida lo ayudó a equilibrar su sistema de CUIDADO y a relajar el sistema PÁNICO/TRISTEZA. Le sugiero que, en lugar de trabajar tanto y divertirse tan poco, no haga tanto voluntariado y busque tiempo para relajarse y disfrutar con sus amigos y su esposa. Con mi entrenamiento, Henry se decide a hacer algo con lo que había fantaseado, pero que nunca había considerado una forma útil de usar su tiempo.

Se apunta a un grupo de teatro de aficionados y dedica todos los jueves por la noche a aprender a centrarse en el momento presente, a escuchar atentamente y a jugar con sus amigos probando nuevos comportamientos. Este tipo de juegos se introdujeron también en su vida sexual, lo cual le permitió dejar de preocuparse por la fiabilidad de su pene. A través de ejercicios de respiración y de la exploración de sus *bandhas* (ver el ejercicio *Mula bandha*, página 208), Henry estableció una conexión física más profunda con su cuerpo y, a su vez, mejoró su funcionamiento eréctil, lo que por supuesto activó su sistema de DESEO y su autoconfianza.

Me llamó unas semanas después de nuestra última sesión para decirme que se lo estaba pasando de maravilla holgazaneando en su tiempo libre y que había comprado un Twister para jugar con su esposa. Dijo que al principio ella pensó que estaba loco, pero se rieron tanto mientras jugaban que al final acabaron en la cama. Henry estaba muy contento.

La conclusión es que el juego es bueno para la salud.[112] Más juego y más sexo significan menos estrés e inflamación, y más protección contra las enfermedades coronarias (la dolencia que mató a su padre).

Que el sistema de JUEGO funcione bien es fundamental para un sistema de placer saludable y robusto. El sistema de JUEGO es literalmente la fuente de nuestra química de alegría social. Nuestra capacidad de experimentar placer y su contrario, la anhedonia, está ligada de forma muy estrecha al reinicio de la conexión cuerpo-cerebro de modo que nos demos permiso para JUGAR. Suena simple, y

---

112. Joseph A. Doster y otros, «Play and Health among a Group of Adult Business Executives», *Social Behavior and Personality: An International Journal* 34, n.º 9 (2006): 1071–1080; Kathrin Gerling y otros, «Ageing Playfully: Advancing Research on Games for Older Adults beyond Accessibility and Health Benefits», en *Proceedings of the 2015 Annual Symposium on Computer-Human Interaction in Play* (2015): 817–820.

lo es; pero también es una profunda experiencia humana necesaria para la salud y la supervivencia.

Ahora que entendemos los siete sistemas emocionales básicos, podemos pasar a los aspectos más dinámicos de la función emocional. En los próximos capítulos, conocerás herramientas y técnicas adicionales que reequilibrarán tus sistemas emocionales básicos y reiniciarán tu capacidad de sentir placer con la mirada puesta en encontrar el camino hacia un hedonismo saludable para ti, placeres agradables y saludables. ¡Prepárate para la acción!

TERCERA PARTE

Perseguir y obtener placeres saludables

7

La inteligencia operativa y la creación de una nueva forma de ser

Una de las lecciones más importantes y útiles que he aprendido es que la felicidad no funciona como creemos. Creemos que si hacemos ciertas cosas, tendremos lo que queremos y necesitamos, y entonces seremos felices. Por ejemplo, si hago algo (por ejemplo, un curso), obtendré algo (mi título) y entonces seré algo (feliz/satisfecho/completo). Muchos de nosotros nos convencemos de que si conseguimos la relación correcta, el trabajo correcto, la casa correcta, los niños, el coche, el *jacuzzi* y todas las posesiones y logros posteriores que creemos necesitar y desear, entonces seremos felices.

Ya.

Pero lo que realmente termina sucediendo es que sufrimos de lo que se conoce como la rueda hedónica:[113] nos habituamos a nuestras nuevas ganancias y nuestra felicidad regresa a su línea base relativa

---

113. El término «rueda hedónica» fue acuñado por Philip Brickman y Donald T. Campbell en 1971. Mortimer H. Appley y otros, *Adaptation-Level Theory: A Symposium* (Cambridge, Academic Press, 1971): 287.

con bastante rapidez. Cada uno de nosotros tiene un punto de referencia general de felicidad (que está determinado en un 50 % por la genética, en un 10 % por nuestras circunstancias y en un 40 % por las decisiones que tomamos y la forma en que reforzamos o adaptamos la carga genética con la que nacemos).[114] La buena noticia es que este punto de ajuste se puede modificar tomando decisiones o elecciones conscientemente, sobre todo cuando se trata de manejar nuestros sistemas emocionales centrales.

Otra buena noticia es que la rueda hedónica también funciona a la inversa. De manera similar, nos ajustamos a los eventos negativos, incluso a los realmente molestos, y volvemos a nuestro punto de bienestar relativo. Nosotros los humanos somos, sobre todo, una especie adaptable.

Este punto de ajuste emocional está hecho de las interacciones entre algunos o todos nuestros estados emocionales básicos. Comprender tu punto de ajuste es muy importante para entender tu «forma de ser» general, ese conjunto de hábitos que definen tu actitud, comportamientos, reacciones y formas de interactuar con los demás.

Si el 40 % de nuestra felicidad reside en lo que decidimos hacer con las cartas que nos han tocado, ¿por qué no aprovechar nuestro poder de atención y concentrarnos deliberada e intencionadamente en cómo llegar a sentirnos felices, satisfechos y completos aquí y ahora?

Un método general de empezar a crear tu nueva forma de ser es a través de la lente y las herramientas de lo que yo llamo inteligencia operativa.

---

114. David Lykken y Auke Tellegen han hecho un trabajo pionero en la determinación de la heredabilidad del bienestar subjetivo o la felicidad. «Happiness Is a Stochastic Phenomenon», *Psychological Science* 7, n.º 3 (1996): 186–189. La noción de que puedes decidir intencionadamente qué hacer con los genes que heredas y las circunstancias fue un ingrediente clave en el optimismo aprendido que presentó Martin E. P. Seligman, *Aprenda optimismo* (Barcelona, DeBolsillo, 2011).

Inteligencia operativa: Tomar el control

Cuando entiendes el funcionamiento interno de tu cerebro te das cuenta de que tienes más control sobre tu vida del que seguramente creías. Pero, como has visto, hay que empezar a trabajar en la parte inferior del cerebro e ir avanzando hasta las funciones más complejas y de mayor orden de la parte superior, el CPF. Desde aquí puedes redirigir los malos hábitos, hacer mejores elecciones, crear nuevas rutinas, estimular tu creatividad y disfrutar de todos los placeres sensuales que la vida ofrece, incluyendo el sexo. Esta capacidad de dirigir nuestra vida es lo que constituye la inteligencia operativa.

La inteligencia operativa implica aprender a apropiarnos de nuestros sentimientos de ira, por ejemplo, escuchar lo que alimenta estos sentimientos, reconocer nuestras interpretaciones y expectativas, y luego tomar las medidas adecuadas (si es necesario) para remediar el problema. En otras palabras, está bien tener sentimientos negativos. No hay que negarlos ni bloquearlos. Pero es importante cambiar para ver estos sentimientos como una oportunidad de estar aún más conectados en lugar de caer en actitudes defensivas.

La inteligencia operativa es, en esencia, el proceso que nos permite darnos cuenta de que todos tenemos los recursos internos que necesitamos para ser felices. Por ejemplo, imaginemos que tu antigua versión se basa en que no te gusta tu cuerpo. Piensas: «Si pierdo peso, seré feliz. Querré practicar sexo de nuevo y me sentiré bien tanto dentro como fuera de la ropa». Así que haces dieta, luchas contra la sensación de hambre y los antojos de comidas reconfortantes. Te privas a ti mismo. Pierdes unos cuantos kilos. Te sientes bien por un tiempo, pero luego te estresas por algo y comes más. Entonces te sientes desanimado, gordo e infeliz. Y, aunque consigas perder peso, encuentras otra cosa que te disgusta. No te gustan las estrías, o las arrugas, o tu trabajo o cualquier otra cosa. Y entonces crees que será otro objetivo el que te hará feliz.

La nueva versión de ti diría: «Me gusta mi cuerpo. Quiero amar mi cuerpo. Quiero alimentarme con deliciosos alimentos saludables. Quiero mover mi cuerpo de manera que se sienta bien. De forma consciente, paso a amar mi cuerpo exactamente como es. Decido ser feliz en mi cuerpo». Desde aquí, escuchas a tu cuerpo y le das alimentos que saben bien y son buenos para ti. Bailas, tocas, mueves tu cuerpo porque te hace sentir bien. Disfrutas de tu cuerpo. Te sientes sexi. Quieres compartir tu belleza con tu amante. Te concentras en el amor propio y en el autocuidado.

Echemos un vistazo a cómo poner en marcha este autocuidado.

Cocinar un plato nuevo[115]

Janet es un buen ejemplo de cómo utilizar de forma inteligente la inteligencia operativa. La ayudo a sacar partido del poder de su imaginación y sus recursos internos para crear las soluciones que requieren sus problemas. Montando e improvisando diversas estrategias que aprendí estudiando PNL, hipnoterapia ericksoniana y crecimiento personal, así como de mi propia experiencia en psicoterapia, he creado un ejercicio que llamo «Cocinar un plato nuevo».

---

115. El Dr. Milton Erickson fue el creador de la hipnoterapia ericksoniana. Fue un psiquiatra pionero capaz de realizar cambios terapéuticos en las situaciones más difíciles de los pacientes y una importante influencia en el desarrollo de la Programación Neurolingüística (PNL) concebida por Richard Bandler y John Grinder. Richard Bandler y John Grinder, *PNL Trance-Fórmate: Curso práctico de hipnosis y comunicación eficaz* (Madrid, Gaia, 2016).

Completé mi formación avanzada de hipnoterapia cricksoniana en el Centro de PNL de Nueva York en 2002. Milton H. Erickson y Ernest Lawrence Rossi, *Hypnotherapy: An Exploratory Casebook* (Nueva York, Irvington Publishers, 1979).

El primer paso consiste en ayudar a Janet a entrar en un estado relajado y receptivo en el que pueda acceder a su yo creativo y encontrar nuevas orientaciones para el futuro. Le sugiero que dirija su atención y su conciencia hacia dentro, que se concentre en su respiración y luego se dé permiso «para ser exactamente tal como es y que acepte este momento exactamente tal como es». Este reflejo interno ayudará a traer a la superficie pensamientos y sentimientos que normalmente quedan por debajo de su conciencia.

Este permiso actúa como una poderosa sugestión que ayuda a aliviar las tensiones,[116] ya sean psicológicas o físicas, algo que aprendí durante un curso en el Mind Body Institute de Harvard hace años. Cuando Janet está relajada y receptiva, le explico cómo puede reconfigurar su forma de ser de forma provechosa.

Específicamente, le digo:

> «Me dijiste que en el pasado estabas muy conectada con tu energía erótica. Todavía quedan restos de tu antiguo erotismo ocultos bajo la superficie. Imaginemos que ya has superado este desafío. Visualízate habiendo recuperado tu ritmo, sintiendo pasión por la vida, encendida sexualmente, excitada por un hombre que te ama, vivificada creativamente, con ganas de vivir y amar de forma plena y libre».

Janet se sorprende al ser capaz de imaginar vívidamente su futuro yo:

---

116. Participé en el curso «Práctica Clínica en Medicina del Comportamiento» en el Instituto de Mente y Cuerpo de la Facultad de Medicina de Harvard en febrero y marzo de 1994. Ahora se realiza en el Instituto Benson-Henry de Medicina Mente y Cuerpo. El Dr. Herbert Benson, su fundador, es un experto en cardiología y en lo que él llama «bienestar recordado», otra forma de denominar el efecto placebo, que es la propia capacidad del cuerpo para reequilibrar y curar. Es autor de varios libros sobre la respuesta de relajación y la medicina del comportamiento. Herbert Benson y Miriam Z. Klipper, *The Relaxation Response* (Nueva York, Morrow, 1975).

«Ha sido como un sueño muy dulce. Me he visto a mí misma convertida en profesora de yoga, abriendo mi propio estudio, practicando *mindfulness* holístico y siendo una amante de la vida muy sexi, divertida y entusiasta».

Janet ha escrito su propia receta para su futuro yo.

Fundamenta esta nueva receta en su cuerpo, grabando un audio que puede utilizar para reforzar estos mensajes, y aún más importante, para prestar atención y ponerla en práctica.[117] Comienza a realizar los ejercicios de respiración yóguica, incluyendo el trabajo con el suelo pélvico (una técnica llamada *Mula bandha* o cierre raíz; ver página 208).

El trabajo de respiración calma el sistema nervioso,[118] lo que nos permite acceder a nuestros sistemas subyacentes y experimentar los sentimientos en sí mismos. Cuanto más activemos el sistema parasimpático, más relajados y receptivos estaremos a nuevas sugestiones, indicando a los sistemas defensivos de nuestro cerebro que estamos a salvo. Los ejercicios de respiración también nos permiten aumentar nuestra atención emocional y despertar los músculos pélvicos profundos, que son tan importantes para el buen sexo. Llevar cualquier tipo de flujo sanguíneo a los genitales aumentará nuestro

---

117. Me refiero a ejercicios de respiración yóguica que incluyen *Mula bandha* o «cierre raíz», que es el primero de los cierres energéticos esenciales del Kundalini yoga. Se accede a él contrayendo los músculos del centro del perineo y tiene un impacto positivo en los sistemas nervioso, respiratorio, circulatorio, endocrino y energético del cuerpo. Sravana Borkataky Varma. «The Ancient Elusive Serpent in Modern Times: The Practice of Kundalinī in Kāmākhyā or The Elusive Serpent», *International Journal of Dharma and Hindu Studies* 1: 63–85.

118. Pallav Sengupta, «Health Impacts of Yoga and Pranayama: A State-of-the-Art Review», *International Journal of Preventive Medicine* 3, n.º 7 (2012): 444.

Richard P. Brown y Patricia L. Gerbarg, «Sudarshan Kriya Yogic Breathing in the Treatment of Stress, Anxiety, and Depression: Part I — Neurophysiologic Model», *Journal of Alternative & Complementary Medicine* 11, n.º 1 (2005): 189–201 y Varma, «The Ancient Elusive Serpent».

potencial para el orgasmo. Generalmente enseño esta herramienta a personas con problemas sexuales, pero es buena para cualquier tipo de situación en que necesitemos reducir la intensidad de nuestros sistemas defensivos y abrirnos a nuevas formas de ser.

Herramienta para el buen sexo: Ejercicios básicos de respiración [119]

1. Inspirar y espirar a través de las fosas nasales: inhalación larga; exhalación suave y prolongada (hacer la espiración más larga que la inhalación refuerza el tono parasimpático al activar el nervio vago y mejora la variabilidad cardíaca, lo que promueve la salud del corazón).

2. Presta atención a las pausas suaves (cuando los pulmones están llenos) tanto en la parte superior de la respiración antes de iniciar la exhalación como en la parte inferior antes de iniciar la siguiente inhalación (sintonizando con una sensación de gravidez). Llevar la mente a la respiración tiene un efecto calmante.

Janet comienza a crear un repositorio de «victorias» en cada nuevo comportamiento que adopta. Las victorias son simplemente cosas

---

119. Durante la fase de exhalación de la respiración, el tono parasimpático aumenta a medida que el freno vagal se activa para disminuir la velocidad del marcapasos del corazón. Esto promueve un estado vagal de calma. Al extender la exhalación un poco más que la respiración interna, podemos aumentar el tono parasimpático, que es agradable y beneficioso.

Stephen W. Porges, *Guía de bolsillo de la teoría polivagal* (Sitges, Editorial Eleftheria, 2017).

positivas que ella piensa, hace o crea basándose en su nueva receta. ¿Quién decide que algo es una victoria? En lugar de buscar la validación extrínsecamente, se centra en ser la fuente de su propia aprobación. Le gusta la energía de la gente del estudio de yoga y se arriesga a invitar a algunos de sus compañeros a tomar café. Esta es una gran victoria para Janet: pedir lo que quiere sin disculparse. Pronto Janet comienza a interesarse de nuevo por las citas y el sexo (al menos el sexo con ella misma). «He empezado a masturbarme de nuevo», me dice una tarde de invierno mientras tomamos el té en mi consulta. Otra gran victoria. «Creo que es una buena señal», observa. Y estoy totalmente de acuerdo. El apetito de Janet por el placer sexual ha vuelto a encenderse, porque ahora se siente segura. Su deseo sexual natural se reafirma como una extensión de su autocuidado.

Ella entiende que crear nuevas rutinas emocionales lleva tiempo y que después de treinta, sesenta o noventa días, habrá sembrado las semillas de sus nuevos hábitos. Para reforzarlos, lleva un registro de sus triunfos en un diario, celebrando tanto las pequeñas como las grandes victorias. Pero, en este punto, la receta está formulada para reequilibrar lo que está desajustado en la parte inferior de su cerebro.

Para Janet será un viaje que llevará tiempo y paciencia. Pero está avanzando hacia el convencimiento de que no tiene que esperar a perder peso para volver a tener relaciones. Y todo comienza con su relación consigo misma. Janet se vuelve conscientemente capaz de nutrirse a sí misma. Como ella explicaba, «hago comprobaciones conmigo misma tres veces al día. Escribo en mi diario sobre lo que tengo en la mente, lo que siento en el cuerpo y cómo es mi clima emocional en ese momento. Y siempre termino preguntándome: "¿Qué es lo que quiero?"».

El viaje de Janet comenzó cuando sintonizó con el desequilibrio en su circuito PÁNICO-CUIDADO. Empezó a sentir una tremenda sensación de alivio: finalmente todo tenía sentido. También se dio cuenta de que ese desequilibrio no era culpa suya, y que podía tomar medidas para reparar conscientemente su estilo de apego. A partir de entonces sus nuevas formas de ser (su «receta») hicieron que fuera capaz de revisar su imagen de sí misma para incluir calificativos como valiosa, digna, merecedora, adorable y con amor propio. Esto la ayudó a potenciar su atención cognitiva (en la parte superior del cerebro) y a guiarse conscientemente a sí misma para ser de estas formas, dedicando más tiempo y energía a cuidarse, a aprender yoga y a pedir lo que quería. Un aspecto importante de su rutina de autocuidados fue aprender a decir no y definir límites saludables con los demás, para que no se aprovecharan de ella.

Como resultado, pudo cultivar una relación más segura con ella misma y con el mundo. Cuando el sistema PÁNICO/TRISTEZA de Janet se equilibrara, sus sistemas de JUEGO y DESEO podrían reiniciarse. El viaje de Janet desde los desequilibrios emocionales de su cerebro inferior hasta un lugar donde poder aplicar su propia inteligencia operativa para crear el cambio, encarna la transformación definitiva y su reencuentro con el placer en todos los sentidos.

Transforma tu relación con inteligencia operativa

Hasta ahora hemos visto el impacto que los desequilibrios de los sistemas emocionales centrales tienen en las personas. Ahora veamos lo que sucede cuando dos personas con desequilibrios significativos en su base emocional intentan tener una relación a largo plazo. Consideremos el caso de Beth y Richard. Es un miércoles de invierno y hace una tarde inusualmente cálida y soleada. Beth y Richard están sentados en mi consulta, con aspecto tenso y apagado. Esta pareja, con un historial de ocho años de caos, está aquí para hacer frente a una relación tormentosa caracterizada por grandes altibajos.

Cuando los veo pienso en Richard Burton y Liz Taylor, peleándose, follando, marchándose y volviendo. Irónicamente, ambos habían dejado matrimonios seguros porque se aburrían. Se engancharon a la química del drama hasta que llegó a ser insostenible.

Desde la perspectiva de la neurociencia, la excitación que produce «lo impredecible y la incertidumbre» (el error de predicción es un premio porque aporta más novedad) estaba alimentando su sistema de BÚSQUEDA, una bomba de dopamina, y prolongando la energía de su nueva relación (y los neuroquímicos correspondientes) hasta que el proceso se desplomó, con demasiadas peleas que condujeron la relación a su actual agonía.

Con un poco de entrenamiento (después de su mayor pelea hasta la fecha), habían conseguido mejorar cultivando las habilidades propias de una relación satisfactoria. Envalentonados por su progreso, planearon irse a vivir juntos y reunir a sus respectivas familias en pequeñas dosis, dando pasitos significativos, como visitar a parientes a los que aún no conocían, y perfeccionar su relación de forma mucho más sana y consciente. Pero a medida que el drama se suavizaba, se las arreglaron para dejar de acudir regularmente a terapia, porque ya no parecía tan urgente, porque se acercaban las vacaciones, porque los niños se ponían enfermos o porque tenían otros compromisos más importantes.

Entonces apareció un nuevo episodio de angustia, tras un importante revés profesional para Richard. Cuando se ve atrapado por el miedo (en el caso de Richard, miedo a perder su trabajo, miedo a perder el control de su carrera, miedo a perder el control en general), él, como la mayoría de las personas, se pone en piloto automático emocional, cosa que en su caso se traduce en cerrarse, desconectarse y apagarse. En su interior, al igual que Janet, Richard tiene un desequilibrio en el sistema PÁNICO/TRISTEZA (debido a una madre alcohólica que lo maltrató durante la infancia), que hace que Richard se retire cuando siente ansiedad. La retirada de Richard actúa de detonante en Beth, cuyo estilo emocional de miedo y ansiedad demuestra que su sistema de PÁNICO funciona a toda máquina: se vuelve hipervigilante, hace llamadas telefónicas furtivas, se comunica constantemente con Richard y, cuando él está cerca, se agobia. Ambos están reforzando sus defensas, aunque de forma opuesta.

Entonces, ¿qué herramientas pueden utilizar, individualmente y en pareja, para reiniciar su sistema de placer? Primero, tenemos que abordar la parte «bio» del enfoque bio/psico/social. Necesitan calmar su cuerpo-cerebro antes de intentar cualquier otra cosa. Para esto, lo principal es realizar un trabajo básico de respiración. Mi ejercicio calmante favorito se llama *ujjayi*, o «aliento oceánico».[120] Es muy sencillo. Les pido que inspiren y espiren por la nariz haciendo el sonido del océano, y alargando la salida del aire un poco más que la inhalación. La clave aquí es reducir la respiración en general y extender la exhalación un poco más que la inhalación, lo que provoca que las respuestas de estrés mediadas por el sistema nervioso autónomo (SNA) se ralenticen y el sistema de «alarma» se apague. La práctica regular de esta sencilla herramienta de respiración fortalece la función calmante y restauradora del SNA, el sistema parasimpático, que, por cierto, es el sistema fisiológico necesario para las erecciones masculinas.

Una vez calmados, les enseño una importante herramienta de comunicación interpersonal, avisándoles de que siempre podemos volver a la respiración *ujjayi* si surge la ansiedad.

---

120. *Ujjayi*, o «aliento oceánico», es una técnica usada para poder escuchar los sonidos de nuestra propia respiración mientras practicamos yoga. También se pueden usar los sonidos de la respiración *ujjayi* como el foco de la meditación. Hay multitud de técnicas de respiración, así como posturas de yoga, eficaces para restaurar la sensación de calma y bienestar necesarias para la capacidad de experimentar placer. Brown, «Sudarshan Kriya Yogic Breathing», 189-201 y Caroline Smith y otros, «A Randomised Comparative Trial of Yoga and Relaxation to Reduce Stress and Anxiety», *Complementary Therapies in Medicine* 15, n.º 2 (2007): 77-83.

Los hago turnarse para escucharse el uno al otro realizando los ejercicios de escucha activa (ver a continuación la parte 2, y la parte 1 en la página 175), que sirven para concentrar la atención en las sensaciones. (Al practicarlos, puede que te des cuenta de que sientes una opresión en el pecho, tensión en las manos o las piernas, o un nudo en la garganta). Richard y Beth escuchan sus propios cuerpos y describen sus sensaciones con el fin de tomar conciencia y conectar. El objetivo es tolerar las sensaciones físicas lo suficiente como para que lleguen a su punto máximo y se liberen junto con las emociones provocadas por los sistemas defensivos. Entonces y solo entonces, al entrar en razón, reconocerán que están secuestrados por la hiperactividad de sus sistemas defensivos (MIEDO para Richard y PÁNICO para Beth).

Comienzan a darse cuenta de que su estilo de apego ansioso se manifiesta de diferentes maneras: Richard se refugia en su enfado mientras que Beth se vuelve perseguidora y agobiante. Luego, descubren que la dinámica de su relación (pelearse, follar, huir) refuerza sus defensas y debilita la energía de los sistemas de JUEGO y DESEO. Ahora están preparados para utilizar su inteligencia operativa a fin de reformular su relación.

A medida que avanzan las sesiones son más capaces de acceder a sus sistemas de CUIDADO y participar en un debate muy constructivo. Esto no solo les permite darse cuenta de sus comportamientos habituales, sino que también me sirve a mí para explicarles lo que está sucediendo en sus sistemas operativos emocionales, y qué tienen que hacer para que funcionen mejor.

Tanto Richard como Beth tuvieron que aprender a diferenciar lo que quieren de lo que no quieren. «¿Por qué estáis aquí? ¿Qué queréis conseguir?», les pregunto.

Están de acuerdo en que ambos quieren volver a sentir amor, cariño y deseo hacia el otro. Quieren dejar de pelearse y montar numeritos. Con ese objetivo, descubren estrategias para formular su «receta» particular y rediseñar las formas en que interactúan. Ambos, como individuos, necesitan una nueva forma de visualizar su relación y su futuro juntos, y esto comienza reequilibrando sus respectivos sistemas emocionales y teniendo una idea clara de cómo avanzar como pareja. (Ver en la página 144 el ejercicio de ajuste de resultados).

Cuando Richard y Beth vean claramente lo que quieren conseguir, podrán comprometerse de forma consciente a reconducir el comportamiento y las decisiones que en el pasado estaban sujetos a unos patrones no conscientes y unos sistemas emocionales fuera de control. Al igual que Janet, Richard y Beth necesitan centrarse en calmar sus sistemas de PÁNICO/TRISTEZA antes de establecer una dinámica más saludable y hedónica. Deben fomentar una profunda comprensión de cómo les afectan los desequilibrios, entrenarse para sentir las emociones sin dejarse secuestrar por ellas y, luego, guiar conscientemente su atención para alcanzar «victorias» en las áreas que quieren cambiar.

Herramienta para el buen sexo: Escucha activa, parte 2[121]

Este ejercicio sirve para aumentar la capacidad de validar la experiencia emocional de nuestra pareja. Todos necesitamos que nos escuchen y nos sientan. La capacidad de nuestra pareja para escu-

---

121. El Dr. Harville Hendrix y su esposa, Helen, son terapeutas de pareja internacionalmente conocidos y fundadores de la terapia Imago. Me ha influido su trabajo sobre la importancia de escuchar y validar los sentimientos de nuestras parejas. Harville Hendrix, *Getting the Love You Want: A Guide for Couples* (Nueva York, St. Martin's Griffin, 2007).

char nuestras palabras y entender nuestros sentimientos es fundamental para una buena relación. La inteligencia emocional depende de nuestra capacidad de identificar nuestras propias emociones y también de interpretar con precisión los estados emocionales de otras personas. Por eso necesitamos aprender a comunicar nuestros sentimientos de manera efectiva para poder satisfacer las necesidades que provocan estas emociones. A veces, en el contexto de las relaciones, podemos ser la causa, o al menos el desencadenante, de los sentimientos más fríos y confusos de nuestra pareja. Puede resultarnos difícil escuchar, reconocer y tolerar estas emociones porque desencadenan nuestros propios sentimientos, especialmente si nos sentimos culpables. Este ejercicio permite tener espacio para hablar y escuchar, y es muy útil para fomentar una conexión de mayor confianza entre las parejas.

Por ejemplo, un marido puede contarle a su esposa lo difícil que le resulta estar disponible para ella debido a las exigencias de su trabajo. Y ella podría contestarle: «Según he entendido, imagino que te sientes frustrado, solo, triste y enfadado conmigo. ¿Es así?».

La capacidad de percibir las emociones que subyacen a las palabras de nuestra pareja es muy importante. A continuación, si es necesario, el orador puede corregir lo que ha percibido su pareja. Para saber si el orador ha sido comprendido, a veces es suficiente con observar su lenguaje corporal. Es muy placentero sentir que te comprenden.

Pasos a seguir:

1. Oyente a orador: «Has dicho que___________. Por eso imagino que te sientes _________. ¿Es así?».

Orador: «Sí, y además __________ (el orador puede ampliar su explicación si es necesario)». O «No, no es así. Realmente me siento __________».

2. En ese punto, el oyente vuelve a intentar explicar cómo cree que se siente el orador hasta que ambos lo expresen del mismo modo y el orador se sienta comprendido.

Ejercicios de buen sexo físico para reequilibrar tu cuerpo, tus emociones y tus relaciones

Como has visto a través de las historias que hemos explorado hasta ahora, tu capacidad de redescubrir el placer no solo es posible sino muy probable. Cada persona, individualmente y en pareja, tiene la capacidad de encontrar su propio método, usando su inteligencia operativa, para mejorar su vida sexual o de cualquier otro tipo.

Leyendo las historias de varios de mis pacientes y cómo resolvieron sus trastornos emocionales para hacer frente a su anhedonia y encontrar el equilibrio en su placer sexual y sensual, has podido conocer numerosas herramientas que pueden ayudarte emocionalmente a reconectar contigo mismo o con tu pareja. Desde ejercicios de visualización, de gestión de la ira y de escucha activa a otros pensados para determinar tu estilo de apego o para redescubrir el juego, estas herramientas pueden ayudarte de forma rápida y fácil. A continuación encontrarás herramientas adicionales que te ayudarán a recuperar tu capacidad de sentir placer. Empezaremos con ejercicios para relajar el cuerpo. Como hemos visto, estarás mucho más abierto al placer y a la conexión cuando te sientas seguro, cómodo y relajado. El segundo grupo de herramientas es para trabajar a nivel cognitivo y te permitirá determinar si tus emociones te están ayudando o no.

Herramienta para el buen sexo: *Mula bandha*[122]

Al llevar conscientemente el flujo sanguíneo a la región pélvica, conectas tu respiración con un centro de placer. Esto es lo que se conoce como ejercicio de *Mula bandha*. Empieza realizando los ejercicios básicos de respiración (página 199) y a continuación añade los pasos siguientes:

1. Toma una inhalación larga y suave.
2. Al comenzar la exhalación, contrae suavemente el esfínter anal y contén la respiración.
3. A continuación, levanta el suelo de la pelvis con el mismo tipo de acción que utilizas para detener el flujo de orina. A esto lo llamo «levantar el suelo pélvico», incluyendo el perineo (área entre los genitales y el ano). Aguanta suavemente mientras exhalas un poco más.
4. Luego, contrae los músculos abdominales inferiores y tira del ombligo hacia la espina dorsal, aguantando mientras continúas la exhalación.
5. Por último, baja la barbilla al pecho y libera la última exhalación.

---

122. El *Mula bandha* es el primero de los tres cierres de energía esenciales en el Kundalini yoga. Se accede a él contrayendo los músculos del centro del perineo e impacta positivamente en los sistemas nervioso, respiratorio, circulatorio, endocrino y energético del cuerpo. Varma, «The Ancient Elusive Serpent».

La práctica de *Mula bandha*, al igual que los ejercicios de Kegel, que son similares, fortalece el suelo pélvico y mejora el flujo de sangre a los genitales.

El fortalecimiento del suelo pélvico en las mujeres se asocia con una mejora del funcionamiento sexual. Lior Lowenstein y otros, «Can Stronger Pelvic Muscle Floor Improve Sexual Function?», *International Urogynecology Journal* 21, n.º 5 (2010): 553–556; Kristen M. Carpenter, Kristen Williams y Brett Worly. «Treating Women's Orgasmic Difficulties». *The Wiley Handbook of Sex Therapy* (2017): 57–71

El fortalecimiento del suelo pélvico con ejercicios de Kegel ha demostrado ser un tratamiento eficaz para la disfunción eréctil en los hombres y la eyaculación precoz crónica. Grace Dorey y otros, «Pelvic Floor Exercises for Erectile Dysfunction», *BJU International* 96, n.º 4 (2005): 595–597.

6. Después libera la respiración y los bloqueos de energía.
7. Respira normalmente varias veces y luego repite los pasos.
8. Por último, tómate unos minutos para sentir los beneficios de la práctica.

Este ejercicio puede ser muy útil para aprender a calmar una mente hiperactiva. Un increíble e inesperado efecto secundario de esta práctica es que puede activar la respuesta sexual y también reequilibrar la energía sexual cuando es demasiado alta o demasiado baja. De hecho, existen muchas pruebas científicas de que realizar este tipo de ejercicios de yoga y de respiración puede aportar grandes beneficios a nuestro bienestar físico, emocional y sexual. Este ejercicio también sirve para fortalecer los músculos del suelo pélvico y el abdomen, aumentar nuestra capacidad para el orgasmo y, en general, equilibrar las reacciones neuroquímicas.

Herramienta para el buen sexo: Observa e imagina sensaciones

Muchas de estas herramientas para el buen sexo están diseñadas para conectar tu cerebro con tu cuerpo, para que puedas sentir el placer de una manera visceral y tangible. Este ejercicio sirve para centrarse internamente y tener muy claro lo que sientes en tu propio cuerpo en un momento dado. Esta capacidad de sintonizar con tus sensaciones te prepara para disfrutar de más placer corporal, sexual y de cualquier otro tipo.

1. Siéntate en una silla cómoda.
2. Cierra los ojos y comienza a analizar tu cuerpo desde la cabeza hasta los dedos de los pies, deteniéndote para tomar conciencia de cada área.

3. Cuando notes un dolor, en la cadera por ejemplo, imagina por qué te duele la cadera. ¿Por estar sentado demasiado tiempo ante el ordenador? ¿Por caminar demasiado tiempo con zapatos incómodos? Si sientes, por ejemplo, que tienes un ligero dolor de cabeza o algún malestar estomacal, intenta imaginar la causa de esa sensación.

Usa este ejercicio para familiarizarte con los hábitos y las sensaciones de tu cuerpo y aprende a buscar pistas sobre las posibles causas de estas sensaciones.

Herramienta para el buen sexo: Yoga[123]

El yoga tiene un efecto directo y positivo en muchos aspectos del camino del placer. Muchas posturas de yoga, o asanas (como se las llama), trabajan los músculos desde tu centro, todo lo cual mejora el funcionamiento sexual. La tonificación y el fortalecimiento de los músculos de las caderas, el estómago, las nalgas y las ingles mejoran la sensibilidad, la respuesta sexual y el orgasmo. Los ejercicios de yoga ponen especial énfasis en el perineo, también conocido como el suelo pélvico (el músculo que se encuentra entre el ano y los genitales). Estos son los músculos que proporcionan la sensación de pla-

---

123. Se ha demostrado que el yoga mejora el funcionamiento sexual en las mujeres. Vikas Dhikav y otros, «Yoga in Female Sexual Functions», *The Journal of Sexual Medicine* 7, n.º 2 (2010): 964–970; Lori A. Brotto, Lisa Mehak y Cassandra Kit, «Yoga and Sexual Functioning: A Review», *Journal of Sex & Marital Therapy* 35, n.º 5 (2009): 378–390; Lori A. Brotto, Michael Krychman y Pamela Jacobson, «Eastern Approaches for Enhancing Women's Sexuality: Mindfulness, Acupuncture, and Yoga (CME)», *The Journal of Sexual Medicine* 5, n.º 12 (2008): 2741–2748.

Se ha demostrado que el yoga aumenta los niveles de testosterona tanto en hombres como en mujeres: R. S. Minvaleev y otros, «Postural Influences on the Hormone Level in Healthy Subjects: I. The Cobra Posture and Steroid Hormones», *Human Physiology* 30, n.º 4 (2004): 452–456.

cer, especialmente durante el sexo. ¡Se contraen de forma espontánea durante el orgasmo! Estimulando, fortaleciendo y estirando estos músculos se incrementa el flujo sanguíneo, lo que mejora la capacidad de respuesta. En las mujeres estos ejercicios no solo son beneficiosos para el placer sexual. De hecho, fortalecer el suelo pélvico favorece la salud general del útero, previene la incontinencia urinaria y hace de sostén de los órganos internos. La práctica regular de yoga también aumenta la «conciencia» del cuerpo, lo que significa simplemente que, al favorecer la conexión cuerpo-mente, aumenta nuestra capacidad de experimentar las sensaciones físicas, y de forma más intensa. Varios estudios demuestran que tanto hombres como mujeres pueden «mejorar todos los aspectos de la función sexual» a través del yoga. Además, se ha demostrado que el yoga aumenta en los hombres los niveles de testosterona, la hormona que impulsa la libido masculina. Es bien sabido que el yoga es reconstituyente y que seguir una práctica regular de yoga proporciona energía y relajación, mejora el sistema inmunológico, reduce el ritmo cardíaco y aumenta el bienestar general. Las personas que sienten un alto nivel de energía tienden a participar más en la actividad sexual.

Trabajar con estas herramientas físicas es lo que nos ayuda a estar receptivos, preparados y listos para pasar a la siguiente fase: el ajuste de resultados.

El poder de la sugestión: Enfoque Gestalt para reequilibrar las emociones

¿Eres consciente de cuánto tiempo al día pasas en trance? Sin darnos cuenta, caemos en una especie de estado alterado de conciencia cada vez que nuestra mente divaga o hacemos algo sin prestar atención. Nuestro cerebro tiene una enorme capacidad de repetir formas de comportamiento conocidas, lo que nos permite hacer cosas como conducir hasta la oficina o el gimnasio sin ni siquiera pensar a dónde vamos. Del mismo modo, nuestros síntomas de angustia son trances espontáneos no deseados. La mayoría de las veces nos sugerimos cosas negativas a nosotros mismos por debajo del radar de la conciencia en forma de «pensamientos automáticos».

Al principio de mi carrera, tuve la suerte de trabajar con el Dr. Brad Blanton,[124] el autor de la serie de libros *Honestidad radical.* Él se describe a sí mismo humorísticamente como «basura blanca con un doctorado». Blanton sugiere que la mayor parte del sufrimiento humano es consecuencia de no estar presentes en todo momento. Dice que, aunque creemos que mentimos para proteger a los demás, en realidad intentamos protegernos a nosotros mismos, y a la larga saboteamos nuestra capacidad de estar presentes y alegres. Según Blanton, lo que realmente subyace en nuestro miedo a decir la verdad es que puede ser demasiado placentero, y todo lo que es «demasiado» placentero resulta aterrador para la mayoría de nosotros.

Gran parte de mi enfoque para liberar a mis pacientes de la anhedonia y devolverlos al camino del placer surgió de una combinación de mi formación inicial en psicoterapia Gestalt y lo que aprendí de Brad. La Gestalt nos enseña a completar nuestras experiencias emocionales incompletas. Tendemos a truncar nuestras expresiones emocionales debido a los mensajes sociales que enseñan a nuestros padres, nuestros compañeros y a nosotros mismos a cerrarnos. Es esencial que aprendamos a tolerar nuestras emociones de tal manera que podamos expe-

---

124. Brad es psicólogo, terapeuta Gestalt, escritor, director de talleres y fundador de Radical Honesty International. Brad Blanton, *Honestidad radical* (Barcelona, Planeta, 2007). Participé en sus talleres residenciales intensivos sobre la práctica de la honestidad radical y en su curso sobre el proceso Gestalt a principios de la década de 2000.

La terapia Gestalt fue una terapia experimental desarrollada por Fritz Perls. Fritz Perls, Goodman Hefferline y Paul Goodman, *Gestalt Therapy* (Nueva York, The Gestalt Journal Press, 1951).

rimentarlas de forma completa, hasta el máximo, y luego liberarlas. Esas emociones demasiado defensivas que permanecen encerradas en nuestros recuerdos son en realidad más problemáticas que las que se expresan plenamente. Tenemos que enfadarnos lo suficiente para dejar de estarlo, estar lo suficientemente tristes para dejar de estarlo, lo bastante asustados para dejar de estarlo, e incluso lo bastante alegres para dejar de estarlo. La clave está en tomar conciencia de las sensaciones de nuestro cuerpo y alejarnos de la dependencia en los pensamientos cognitivos.

Podemos aprovechar el poder de nuestra atención llevando la conciencia hacia adentro con la ayuda del lenguaje ericksoniano, induciendo el trance o sin necesidad de hacerlo. Puedes hacer los siguientes ejercicios por tu cuenta en casa o en un lugar seguro y cómodo. Estos ejercicios también están diseñados para ayudarte a distinguir entre lo que pasó y tu interpretación de lo que pasó. La forma en que vemos las cosas a menudo desvirtúa la experiencia real o su significado, y así es como creamos nuestras propias experiencias emocionales. Esto puede parecer un poco simple, y lo es. La cuestión es salir de nuestra cabeza y estar más en contacto con nuestras experiencias, ¡de tal manera que no nos dejemos controlar por nuestra mente hiperactiva haciendo todo tipo de interpretaciones! Nuestras historias se vuelven más importantes que nuestras experiencias y se interponen en el camino de conectar realmente con nosotros mismos y con los demás.

A menudo utilizo este enfoque con los pacientes para que sean conscientes de su tendencia a infundir lo que realmente sucede con sus interpretaciones, que suelen estar influenciadas por sistemas emocionales desequilibrados. Por ejemplo, las personas con una mentalidad defensiva interpretan los mensajes de sus parejas como amenazantes. Su mente está en modo MIEDO o PÁNICO. Como se suele decir, siempre sabemos lo que hay en nuestra mente, pero no siempre sabemos en qué mente estamos. Los tres ejercicios siguientes (Notar e imaginar, Silla caliente Gestalt e Historia de vida Gestalt) son similares en su estructura. Te piden que cuentes y repitas los detalles de un evento significativo de tu vida empezando con un tono dramático y luego, de forma progresiva, más objetivo, dejando atrás el drama, las emociones desbordadas y, finalmente, la interpretación.

A medida que cuentas tu historia una y otra vez, acortándola y reduciendo los matices emocionales, vas liberándote de la angustia que te produce lo que te pasó. La historia se convierte en una versión menos emocional de lo sucedido y más influenciada por el lugar donde estás ahora. Existen evidencias empíricas de que, cada vez que recuperamos un recuerdo almacenado hace mucho tiempo, se vuelve frágil, en el sentido de que podemos alterarlo intencionalmente actualizando la experiencia de rememoración, ya que estamos más empoderados y podemos elegir cómo vemos los sucesos del pasado. En última instancia, puedes usar esto como una herramienta para permanecer presente y liberar el pasado.

Herramienta para el buen sexo: Observa e imagina[125]

Existe una gran diferencia entre lo que observamos y lo que imaginamos, que es una interpretación. Nosotros, los seres humanos, somos máquinas de crear significados y contar historias, cosa que funciona bastante bien la mayoría de las veces, pero nos gusta añadir nuestras propias «razones», que no siempre son objetivas.

Es una forma divertida de intentar establecer la diferencia entre lo que estás viendo y tu interpretación. Primero, explicas lo que ves

125. Adapté este ejercicio de uno de los procesos utilizados en los cursos de Honestidad Radical realizados por Brad Blanton.

u observas y luego describes lo que imaginas que es la razón que subyace a lo que has observado.

Siéntate delante de tu pareja y di:

«Me doy cuenta ____________ y me imagino ____________ ».

Por ejemplo, podrías decir: «Me doy cuenta de que llevas pantalones» y «Me imagino que llevas pantalones porque tienes frío».

«Me he dado cuenta de que llevas gafas. y «Me imagino que llevas gafas porque tienes algún tipo de astigmatismo».

«Me doy cuenta de que tienes pelo y me imagino que es porque eres un mamífero».

A medida que vamos aprendiendo a darnos cuenta y reconocer que llegamos a todo tipo de conclusiones (interpretaciones), porque muchas veces no estamos presentes en lo que realmente está pasando, podemos desarrollar nuevas habilidades que nos ayuden a cotejar esas interpretaciones con nuestra pareja, en lugar de quedarnos atascados en lo que «imaginamos». Por ejemplo, sales a cenar con tu pareja y le explicas detalles sobre un proyecto complicado en el trabajo. Notas que tu pareja parece «distraída». Podrías interpretar esto como desinterés, o incluso pensar que te está juzgando. Pero, en lugar de saltar a ese viejo hábito de interpretación y empezar a encenderte porque «debería estar más atenta», puedes acercarte y decir, «me he dado cuenta de que estás mirando hacia otro lado y me imagino que a lo mejor estás incómoda, aburrida o distraída». Así tu pareja tendrá la oportunidad de aclarar lo que está experimentando. Puede que tenga hambre, que esté cansada o incluso excitada. Puede que ni siquiera sea consciente de lo que tiene en mente (o de en qué mente está) hasta que tú le des esta oportunidad de profundizar.

Separar nuestras interpretaciones de lo que observamos es un paso importante para reconocer que muy a menudo inventamos todo tipo de historias sobre lo que estamos viendo justo delante de nosotros.

Herramienta para el buen sexo: La silla caliente Gestalt[126]

Este ejercicio se hace típicamente delante de un grupo de personas porque es importante hablar en voz alta y tener testigos. Existen muchos estudios que demuestran que compartir nuestras preocupaciones con otros tiene grandes beneficios para la salud (y, a la inversa, pensar en nuestras preocupaciones sin expresarlas tiende a empeorar las cosas). ¿Qué puede haber mejor que un grupo de espectadores que te presten atención? De todos modos, puedes hacer este ejercicio con un amigo cercano, con tu pareja o incluso solo. El quid de la cuestión es que vuelvas a experimentar tus viejos recuerdos mientras tomas conciencia de los sentimientos que asocias con ese suceso.

A medida que cuentas la historia del suceso que te afectó en el pasado (no la historia de tu vida; esto lo harás más adelante), debes fijarte en lo que te está pasando: ¿Qué sentimientos afloran a la superficie? ¿Cómo está respondiendo tu cuerpo a estos sentimientos? Cuando percibas esos sentimientos en tu cuerpo, permite que las emociones que te acompañan alcancen su punto máximo y se liberen para desbloquearlas.

Para realizar el ejercicio de la silla caliente, rememora un suceso particular que consideres traumático o significativo, y luego relátalo con todo lujo de detalles.

En cada nueva narración, elimina los adjetivos emocionales y añade cualquier información objetiva de la que ahora seas consciente. Por ejemplo:

---

126. Brad Blanton creó su propia versión de la clásica silla caliente Gestalt desarrollada por Fritz Perls, que Brad utiliza en sus talleres. Yo, a su vez, creé mi propia versión de lo que aprendí de Brad durante los cursos de Gestalt con él. Para información sobre la silla caliente y otros procesos Gestalt, ver Thomas A. Glass, «Gestalt Therapy», en *The Corsini Encyclopedia of Psychology* (Hoboken, Wiley, 2010): 1–2.

1. En tu memoria está la imagen de tu hermana siendo lanzada contra la pared por tu padre enfurecido, mientras tú te escondes detrás de la cama y tu madre grita con todas sus fuerzas. Durante años recuerdas esta imagen y este suceso cada vez que piensas que tu infancia estuvo llena de abusos, violencia y abandono.

2. Ahora, comienza a contar esta historia: ves a tu padre (que no tenía trabajo) perder los estribos con tu hermana, que casualmente estaba en el lugar equivocado en el momento equivocado. Tu madre se sentía impotente, así que todo lo que podía hacer era gritar. Tú solo tenías cinco o seis años, y te acurrucaste junto a la cama para no estorbar.

3. Cuando vuelvas a contar la historia, ves a tu padre sumamente frustrado por su trabajo, su matrimonio y él mismo. Ves que tu madre no era consciente de sus recursos internos para cambiar la situación. Ambos padres estaban atascados en viejos hábitos que no reflejaban quiénes eran como personas. Tú y tu hermana erais testigos inocentes, traumatizadas por dos adultos que no habían evolucionado.

4. La historia evoluciona hasta narrar que tus padres estaban sobrepasados por problemas que no sabían solucionar, y carecían de suficiente apoyo para sobrellevar la situación.

5. Añade otro nivel de perspectiva: la historia se reduce a la conclusión de que has aprendido muchas lecciones de sus errores, lo cual te ha convertido en la persona maravillosa y equilibrada que eres ahora.

6. Y el resultado final es que ahora tienes muchos recursos internos para crear todo lo que necesitas para vivir y amar.

Herramienta para el buen sexo: Historia de vida Gestalt[127]

En este ejercicio usarás la misma técnica de relato pero creando un arco que abarque toda tu vida. Aunque esta técnica también se suele practicar delante de un grupo, puedes adaptarla escribiendo la historia en tu diario, grabándola en tu teléfono móvil o pidiéndole a tu pareja o a otra persona importante que te escuche.

El ejercicio consiste en centrarse en los momentos álgidos (o los más penosos) de tu historia personal y repetir su secuencia de eventos hasta que le quites su carga emocional.

Cada vez que expliques tu historia debes hacerlo de forma más objetiva, menos dramática y menos cargada emocionalmente. Ve quitando capas hasta que veas lo sucedido con claridad. Es posible que, a medida que practiques, puedas ir acortando la historia hasta convertirla en un relato corto en el que tú eres el héroe: ¡viviste para contarlo!

Herramienta para el buen sexo: Escribir un diario[128]

Esta herramienta puede resultarte demasiado familiar, pero sigue siendo una poderosa forma de llegar a los pensamientos y sentimientos que se esconden debajo de la superficie. De hecho, las investigaciones confirman inequívocamente que la escritura tiene un

---

127. Esta es mi versión de un ejercicio de taller que aprendí de Brad Blanton durante mis cursos de Gestalt.

128. Existe una extensa literatura que apoya los beneficios para la salud de escribir un diario. James W. Pennebaker, *Writing to Heal: A Guided Journal for Recovering from Trauma & Emotional Upheaval* (Oakland, New Harbinger Publications, 2004); Keith J. Petrie y otros, «Effect of Written Emotional Expression on Immune Function in Patients with Human Immunodeficiency Virus Infection: A Randomized Trial», *Psychosomatic Medicine* 66, n.º 2 (2004): 272-275; y Joan E. Broderick, Doerte U. Junghaenel y Joseph E. Schwartz, «Written Emotional Expression Produces Health Benefits in Fibromyalgia Patients», *Psychosomatic Medicine* 67, n.º 2 (2005): 326–334.

gran impacto positivo en nuestro bienestar emocional y en la salud general del sistema inmunológico. En mi práctica he visto cómo el acto y el proceso de poner los pensamientos en palabras es una herramienta inmensamente poderosa para entender cómo piensas y sientes. La escritura libre te permite ser testigo de lo que está en la parte superior de tu mente y lo que se esconde debajo. Se trata simplemente de verter lo que está en la mente en la página, sin ningún tipo de edición o estructura.

Cuando empiezas a escribir de forma habitual, también puedes ser consciente de las distorsiones cognitivas que fluyen en tu mente desde los recuerdos del cerebro medio. Es especialmente útil distinguir entre lo que sentimos en nuestro cuerpo y lo que creemos que estamos sintiendo emocionalmente. De repente, «Estoy bien» se convierte en «Supongo que estoy ansioso, porque siento una opresión en el pecho». Siempre hay sensaciones físicas que acompañan a las emociones, pero se necesita entrenamiento para saber qué es lo que realmente pensamos o creemos y detectar qué es una interpretación antigua o anticuada de la realidad.

Esta herramienta se puede utilizar como parte de una práctica regular de autocuidado para tener siempre una idea de lo que ocurre en tu mente, en tu cuerpo y en tu sótano emocional. Al fomentar una sana autosintonía, es más probable que mantengas tus siete emociones principales en buen equilibrio.

Esperamos que hayas encontrado estas herramientas para el buen sexo no solo útiles sino también agradables; están pensadas para conectar tu cuerpo con tu cerebro, a fin de abrirte a tu impulso innato hacia el placer. También están pensadas para ser puertas de entrada a tus emociones centrales y a tus hábitos inconscientes, devolviéndote el equilibrio si es necesario. Juntas, estas herramientas te ayudarán a aportar equilibrio a tus emociones principales y a:

- Fomentar la BÚSQUEDA
- Amortiguar el MIEDO
- Aplacar la RABIA
- Calmar el PÁNICO y la TRISTEZA
- Equilibrar el CUIDADO
- Aumentar el JUEGO
- Resucitar el DESEO

En el próximo capítulo, darás otro paso hacia una vida llena de placer: aprenderás a tratar tus deseos sexuales y tus limitaciones de una forma efectiva. Cuando tengamos una visión completa de todas las piezas que impactan en nuestra sexualidad —cómo moldean la genética y la biología nuestro cuerpo y nuestro cerebro, hasta qué punto el deseo sexual es una simple excitación o algo más, y cómo nuestro estilo sexual único puede encajar o chocar con nuestras parejas—, veremos que nuestra sexualidad es un vasto, delicioso y altamente incomprendido escenario para el aprendizaje continuo, el crecimiento y, por supuesto, ¡la promesa de buen sexo!

8

El sexo como herramienta de transformación

Una de las dimensiones más poderosas del sexo es que no solo es una ventana a través de la cual podemos ver quiénes somos, sino que puede ser una gran herramienta para la transformación. En los últimos capítulos te has sumergido profundamente en tu núcleo emocional, has entendido mejor dónde pueden estar tus desequilibrios y has conocido la técnica apropiada para reformular lo que quieres en tu vida. Este enfoque bio/psico/social es un componente clave para acceder al camino del placer. Sin embargo, hay mujeres y hombres, tanto parejas como individuos, que encuentran más fácil tratar directamente los temas sexuales para después descubrir que sus desequilibrios emocionales se curan por sí mismos. Así que, dondequiera que estés en tu viaje contigo mismo o con tu pareja, debes saber que no existe una única manera de abordar tus problemas emocionales o sexuales (inevitablemente, hay muchas posibilidades de que tengas ambas cosas).

En este capítulo usarás lo que ahora sabes sobre ti mismo para volver a tu punto de referencia de deseo sexual y conocer más a fondo tu «huella erótica». Esta y otras herramientas te ayudarán a conocer más de cerca tu satisfacción con el sexo, cómo te relacionas con el deseo de tu pareja y cómo puedes dar más pasos para alcanzar todo lo que el buen sexo tiene para ofrecerte.

El continuo sexo y género[129]

Tendemos a ver el sexo como binario, ya sea masculino o femenino, pero, por naturaleza, el sexo se expresa con más diversidad, en un continuo de matices y complejidad. El género, lo femenina o lo masculina que es una persona, tiene raíces bio/psico/sociales muy complicadas. Para empezar, pensemos en la distinción entre sexo y género: el sexo es biológico (cuando diferenciamos entre «masculino» o «femenino». El género es más bien una construcción bio/psico/social, que incluye no solo cosas que pueden estar influenciadas biológicamente, sino también lo que el aprendizaje de un individuo (psicológico) y la sociedad (social) establecen como «masculino» o «femenino». Centrémonos en la parte biológica de la ecuación. Hay tres niveles de sexo biológico: cromosómico, gonadal y hormonal. En el momento de la concepción, el esperma masculino determina nuestro sexo *cromosómico* (contribuyendo con un gen X o Y para fertilizar el óvulo, que contiene solo un cromosoma X), lo cual da como resultado una mujer (XX) o un hombre (XY). Al principio del desarrollo, las gónadas (futuros ovarios o testículos) permanecen indiferenciadas, y ambos sexos tienen dos conjuntos de «conductos» precursores o cañerías básicas que pueden convertirse en los órganos necesarios (el conducto de Wolff da lugar al «varón» y el de Muller a

---

129. Para una visión general ver el capítulo 7, «LUSTful Passions of the Mind» en Panksepp, *The Archaeology of Mind.*

la «hembra»). En esta etapa temprana, todos los genitales del feto parecen femeninos.

En el caso de los varones, si el desarrollo continúa normalmente,[130] a las seis semanas de la concepción, las gónadas (testículos) comienzan a desarrollarse (sexo gonadal) en respuesta a señales genéticas. Los testículos comienzan entonces a secretar testosterona (sexo hormonal), que es transformada por una enzima llamada dihidrotestosterona (DHT), que masculiniza los órganos sexuales, causando el deterioro de los conductos «femeninos» de Muller y la proliferación de precursores masculinos (conductos de Wolff), que culminan con la masculinización de los genitales externos, proceso que se produce entre las nueve y las doce semanas de gestación.

En las hembras cromosómicas, encontramos la ausencia de un factor (ya que no hay cromosoma Y), lo que da lugar al desarrollo de los conductos de Muller, que se convertirán en los órganos sexuales y genitales femeninos, causando la desaparición de los precursores masculinos de los conductos de Wolff.

En el cerebro, por otro lado, la historia es completamente diferente.[131] Los varones se masculinizan con un proceso distinto durante el cual la testosterona se convierte en estrógeno. Esto da lugar al desarrollo en el cerebro de una preponderancia de zonas sensibles a la testosterona, razón por la cual los hombres tienden a «pensar en el sexo» más a menudo que las mujeres. ¡Quién iba a decir que se necesita una hormona femenina para construir un cerebro masculino!

---

130. La hormona DHT es responsable de la masculinización de los genitales masculinos. S. M. Breedlove, «Sexual Differentiation of the Brain and Behavior», en J. B. Becker, S. M. Breedlove, & D. Crews (Eds.), *Behavioral Endocrinology* (Cambridge, MIT Press, 1992).

131. El cerebro se masculiniza cuando la testosterona se convierte en estrógeno por la aromatasa. P. Berta y otros, «Genetic Evidence Equating SRY and Testis-Determining Factor», *Nature* 348 (1990): 448–450.

La pregunta es: si el estrógeno es responsable de la masculinización del cerebro masculino, ¿cómo es que no tiene un efecto similar en el desarrollo del cerebro femenino?[132] Resulta que el cerebro femenino en desarrollo se ve afectado por los efectos «masculinizantes» del estrógeno a través de unas proteínas especiales que se fabrican bajo la dirección de los cromosomas XX. Por lo tanto, si no hay un cromosoma Y que dirija el proceso, el cerebro se feminiza por defecto. Pero este no es un proceso tan pasivo como puede parecer. A través de la supresión de ciertas enzimas claves que de otra manera se activarían y causarían la masculinización del cerebro, el cerebro femenino prevalece. Y el cerebro femenino difiere significativamente del masculino en que tiene más circuitos sensibles a la hormona del «cuidado y la amistad», la oxitocina.

Como el cerebro y el cuerpo son «sexuados», por así decirlo, en dos pasos separados e independientes, las cosas no siempre salen como la naturaleza pretende. Durante el curso del desarrollo, los factores biológicos pueden descarrilar el «programa» previsto y dar lugar no solo a dos «sexos» (es decir, el cerebro-cuerpo masculino y el cerebro-cuerpo femenino), sino a diferentes combinaciones. Es posible tener un cerebro masculino/cuerpo femenino o un cerebro femenino/cuerpo masculino, dando lugar, por lo tanto, a cuatro «sexos» en total. De hecho, algunas culturas han integrado y reconocido estas variaciones de sexo y género.

Para complicar aún más las cosas, la masculinidad y la feminidad del cerebro existen en un continuo, lo que significa que no es un proceso de todo o nada. Algunos cerebros pueden estar más masculinizados o feminizados que otros, ya que ambos sexos tienen los dos

---

132. El cerebro femenino en desarrollo no es masculinizado por el estrógeno prenatalmente porque está protegido por alfafetoproteínas que bloquean la acción del estrógeno en el cerebro femenino cromosomático. Bridget M. Nugent y otros, «Brain Feminization Requires Active Repression of Masculinization Via DNA Methylation», *Nature Neuroscience* 18, n.º 5 (2015): 690.

tipos de circuitos, solo que en proporciones diferentes. Y ni siquiera hemos abordado los casos en que el sexo genético cromosómico es distinto de XX o XY. Esto puede explicar los casos en los que una persona se siente «atrapada» en un cuerpo que no coincide con el sexo de su «mente», como es el caso de las personas que se identifican como transgénero. Las diferentes formas en que el cerebro es «sexado» durante el desarrollo también pueden jugar un papel en la variabilidad de la orientación sexual. En resumen, la naturaleza ama la diversidad, pero la cultura no es tan aficionada a ella.

Los hombres y las mujeres son diferentes: «pensar en el sexo» contra «cuidado y amistad»[133]

Un punto de partida importante para entender el deseo sexual es tener en cuenta que las hormonas juegan un papel clave en la motivación de nuestros apetitos y comportamientos sexuales. De hecho, el funcionamiento de nuestro sistema sexual depende de una cascada de hormonas que nos afectan en dos momentos claves de nuestro ciclo de vida: el primero durante el desarrollo embrionario (son los llamados efectos «organizadores» que establecen la arquitectura del cerebro/cuerpo) y, más tarde, durante la pubertad (son los efectos «activadores», que encienden los sistemas de conexión).

La mayoría de las personas no saben que la «masculinización» del cerebro y del cuerpo ocurren durante el desarrollo embrionario en dos momentos separados y diferentes, facilitados por dos hormo-

---

133. Los efectos organizadores de las hormonas suelen producirse durante el desarrollo prenatal y poco después del nacimiento y tienden a afectar a la estructura del cuerpo y el cerebro, normalmente de forma irreversible. Por otra parte, los efectos activadores de las hormonas pueden ocurrir en cualquier momento y varían a medida que los niveles hormonales cambian; por ejemplo, algunos de los cambios que se producen en la pubertad. Garrett, *Brain & Behavior*.

nas distintas, lo cual tiene un gran potencial para aclarar algunos temas relacionados con la orientación sexual, la identificación de género y el transgénero (en el que el «sexo» del cerebro aparentemente no coincide con el del cuerpo). En cuanto a los efectos «activadores» de las hormonas, sabemos que la testosterona es la responsable del impulso sexual en los mamíferos, tanto machos como hembras. Lo que no se suele decir (pero es bien sabido) es que la testosterona tiene más impacto en el cerebro del mamífero macho.

Si bien podría considerarse políticamente incorrecto llamar la atención sobre las diferencias fundamentales en las conexiones de los cerebros masculino y femenino,[134] la neurociencia moderna ha aportado una gran cantidad de pruebas que apoyan la existencia de diferencias significativas. Si bien es cierto que el cerebro de ambos sexos tiene redes o circuitos «femeninos» y «masculinos», si todo va según lo previsto durante el proceso de desarrollo embrionario, el cerebro masculino desarrolla un número mayor de zonas para que la testosterona (y otra hormona relacionada con ella, la vasopresina) funcione, al conectarse con unas estructuras llamadas receptores activados por las hormonas. Los «campos receptivos» o las zonas en las que la testosterona tiene influencia son abundantes en el cerebro masculino. Esta característica explica el motivo por el que los hombres suelen afirmar que «piensan en el sexo» con más frecuencia que las mujeres.

Por otro lado, si todo va bien durante el desarrollo embrionario,[135] el cerebro femenino viene equipado con suficientes receptores sensibles a la hormona oxitocina, que se asocia con la disminución

---

134. Los «campos receptivos» o lugares en los que la testosterona influye son abundantes en el cerebro masculino. Panksepp, *The Archaeology of Mind.*

135. El estrógeno y la progesterona promueven la expansión de los campos receptores de oxitocina en el cerebro femenino. Panksepp, *The Archaeology of Mind.*

de la ansiedad, el aumento de la confianza y la vinculación social. La oxitocina afecta al cerebro masculino de manera similar, aunque hay muchos menos circuitos de oxitocina en el cerebro masculino. Curiosamente, el estrógeno, la hormona sexual femenina, aumenta la actividad de los circuitos de oxitocina en el cerebro, mientras que en el cerebro masculino la testosterona activa los circuitos de la vasopresina, despertando la competitividad y el interés sexual.

Otro aspecto fascinante de la sexualidad femenina es que el interés de las mujeres en el erotismo puede crecer y disminuir dependiendo de los cambios cíclicos de la química del cerebro.[136] En el pico de la fertilidad, cuando los niveles de estrógeno y progesterona son altos, algunas mujeres aseguran tener más pensamientos y fantasías sexuales. Los estudios también han demostrado que las mujeres tienen un mayor comportamiento sexual durante sus períodos fértiles (con tasas que aumentan un 24 % durante los seis días que acompañan a la ovulación). Pero la sexualidad femenina no se ve afectada únicamente por la biología. Basta con leer la fascinante investigación realizada por la Dra. Meredith Chivers, de la Universidad de Queens en Ontario, que ha demostrado que, en las mujeres, la excitación de los genitales (medida por el flujo sanguíneo en respuesta a estímulos eróticos audiovisuales) no se traduce simplemente en una excitación sexual subjetiva o una sensación de excitación. En otras palabras, el flujo sanguíneo a los genitales femeninos tiende a ser una respuesta inespecífica a todo tipo de estímulos eróticos, independientemente de la orientación sexual de la mujer, lo que no se

---

136. A. J. Wilcox y otros, «On the Frequency of Intercourse around Ovulation: Evidence for Biological Influences», *Human Reproduction* 19, n.º 7 (2004): 1539–1543.

Además, en las mujeres, la excitación de los genitales (medida por el flujo sanguíneo) no se transforma en excitación sexual subjetiva ni en sensación de excitación. Meredith L. Chivers y J. Michael Bailey, «A Sex Difference in Features that Elicit Genital Response», *Biological Psychology* 70, n.º 2 (2005): 115–120.

correlaciona necesariamente con la «sensación de estar excitada». Durante el estudio, descubrieron que el flujo de sangre a los genitales de las mujeres aumentaba cuando las participantes observaban a machos con hembras, machos con machos, hembras con hembras e incluso a bonobos (unos chimpancés pigmeos bastante salidos) apareándose.

Este tipo de excitación es muy diferente de la masculina: los genitales de los hombres solo están a la altura de las circunstancias, por así decirlo, en respuesta a estímulos que coincidan con su propia orientación sexual. Según este estudio, el aumento del flujo sanguíneo al pene se traduce generalmente en un aumento de la excitación subjetiva. Esto explica por qué los fármacos tipo Viagra no funcionan en el caso de las mujeres. Con estos fármacos se puede aumentar el flujo de sangre a los genitales masculinos, pero no sirve de mucho en las mujeres en términos de excitación subjetiva o de deseo. Basta con decir que la sexualidad femenina parece tener fundamentos más complejos, que no se comprenden tan bien.

En algunos aspectos, los hombres y las mujeres también experimentan el sexo de manera diferente. Al principio, las investigaciones sobre sexualidad de Masters y Johnson (1966),[137] Kaplan (1979) y Lief (1977) describieron el ciclo de respuesta sexual como un proceso lineal que comienza con el deseo/excitación, se mueve a una meseta o etapa intermedia de excitación intensificada y luego a una tercera etapa de orgasmo y/o eyaculación. Hemos avanzado más allá de este modelo no solo porque las mujeres no encajan perfecta-

---

137. W. H. Masters y V. E. Johnson, *Human Sexual Response* (Boston, Little, Brown, 1966); H. S. Kaplan, *Disorders of Sexual Desire and Other New Concepts and Techniques in Sex Therapy* (Nueva York, Brunner/Hazel Publications, 1979); J. R. Berman y J. Bassuk, «Physiology and Pathophysiology of Female Sexual Function and Dysfunction», *World Journal of Urology* 20, n.º 2 (2002): 111–118.

mente en él, sino también porque sabemos mucho más sobre las distintas formas en que los humanos en general se excitan y experimentan el deseo.

Varios sexólogos, entre ellos Beverly Whipple y K. B. Brash-McGeer y Rosemary Basson,[138] distinguen el ciclo de respuesta sexual femenina como más circular que lineal, porque hay muchos más aspectos que impulsan el deseo y la excitación femenina. Basson avanzó más en el modelo no lineal al destacar que las mujeres no están necesariamente motivadas por la liberación del orgasmo, sino más bien por la «satisfacción personal» que puede surgir de la experiencia emocional de la intimidad con un compañero. Esencialmente, para las mujeres, en comparación con los hombres, el sexo puede no estar tan impulsado por la «calentura» física, sino más bien motivado por la vía de la pareja cálida, íntima y cariñosa.

¿Por qué estos modelos son útiles o significativos? Porque subrayan que el placer del sexo se produce en diferentes etapas y de diferentes formas: en el nivel de activación de los estímulos; en la expectativa de saber que el sexo va a tener lugar; en el aumento del flujo sanguíneo y la tensión muscular de las etapas de excitación y meseta, y, en última instancia, en la liberación del orgasmo. Si el placer se experimenta a lo largo de todo este camino y es naturalmente variable, y la participación del cerebro es primordial, entonces la forma la búsqueda de la solución de nuestros problemas sexuales debe considerar estas realidades.

---

138. Rosemary Basson, «Using a Different Model»; B. Whipple y K. B. Brash-McGreer, «Management of Female Sexual Dysfunction», en M. L. Sipski y C. J. Alexander (Eds.), *Sexual Function in People with Disability and Chronic Illness. A Health Professional's Guide* (Gaithersburg, Aspen Publishers, 1997): 509–534; K. Wylie y S. Mimoun, «Sexual Response Models in Women», *Maturitas* 63 n.º 2: 112–115; Richard D. Hayes, «Circular and Linear Modeling of Female Sexual Desire and Arousal», *Journal of Sex Research* 48, n.º 2–3 (2011): 130–141.

Deseo espontáneo frente a deseo de respuesta[139]

El desafío de que dos personas (sin importar su género o sexo) tengan sincronía sexual se complica aún más por otra importante diferencia entre sexos: desde la perspectiva biológica, parece que los hombres están diseñados para tener un deseo «espontáneo» más intenso. Esto significa, simplemente, que están más «cachondos»: de media, tienden a pensar más en el sexo, a fantasear más sobre el sexo y a desear tener sexo más frecuentemente que las mujeres. Por el contrario, las mujeres tienden a tener menos «deseo espontáneo» y niveles más altos de lo que se denomina deseo sexual «receptivo», el tipo de deseo que yace bajo la superficie y que surge cuando la mujer encuentra una pareja atractiva o se excita a través de la estimulación física o emocional.

En los hombres, el deseo aparece con más frecuencia, incluso antes de la excitación, o al mismo tiempo. Lo que sucede a menudo es que, con el tiempo, las mujeres pueden experimentar en las relaciones a largo plazo un nivel más bajo de deseo espontáneo que antes. Sus compañeros pueden preocuparse y creer que la mujer sufra falta de deseo, cuando, en realidad, el deseo receptivo está ahí, bajo la superficie, esperando un impulso. Solo para que conste, en algunos casos, es el hombre el que experimenta la disminución del deseo espontáneo, lo que puede ser aún más desconcertante, ya que va contra la idea de que los hombres «se supone» que poseen mucho deseo sexual. Cuando las parejas experimentan tales desconexiones, a veces simplemente explicándoles cómo funciona el deseo pueden volver a encarrilar la relación sexual.

---

139. Panksepp señala que los hombres tienen gónadas en el cerebro, mientras que la sexualidad de las mujeres es mucho más compleja y mucho menos comprendida. «Es casi como si los chicos tuvieran un conjunto más grande de glándulas sexuales dentro del cerebro, correlacionadas con las gónadas externas más obvias», Panksepp, *The Archaeology of Mind*.

Los hombres y las mujeres también tienden a diferir en su deseo de novedad; los hombres quieren más novedad en el sexo en general, y también afirman que quieren más parejas sexuales que las mujeres.

Hay que tener en cuenta que todas estas tendencias relacionadas con el sexo no superan las muchas diferencias individuales entre hombres y mujeres. Existe una gran variación dentro de cada sexo en cuanto a la forma en que se manifiestan estas diferencias, sobre todo porque es posible que la naturaleza haya diseñado algunos cerebros femeninos para que se organicen como cerebros masculinos, y viceversa. Y además tenemos que añadir a la ecuación que nuestras experiencias individuales con la sexualidad pueden variar enormemente (nivel psicológico), así como la forma en que nos socializamos a través de nuestras familias, relaciones y culturas (nivel social). Al combinarse, todos estos factores afectan nuestras actitudes sexuales, comportamientos e incluso preferencias, de tal manera que las diferencias entre los sexos se vuelven menos llamativas que la suma total de la huella bio/psíquica/social de un individuo. Sí, ¡el sexo es realmente complicado!

Las diferencias que hemos visto deberían ayudar a explicar por qué los hombres y las mujeres tienden a acercarse al sexo con diferentes motivaciones y deseos. Un enfoque no es mejor que el otro. Al contrario: tanto para los hombres como para las mujeres, entender estas diferencias esenciales ayuda a explicar cómo o por qué las parejas pueden perder la sincronización. También es importante señalar que esto se da en todo tipo de relaciones, no solo en las tradicionales parejas heterosexuales. Estas huellas biológicas, psicológicas y sociales individuales afectan a las relaciones sexuales de todos los individuos, ya sean homosexuales, heterosexuales, bisexuales o de género no binario (es decir, personas que no se adscriben a las distinciones de género tradicionales y que pueden identificarse con ambos géneros o con ninguno de los dos). El resultado final es que nuestros factores biológicos, psicológicos y sociales interactúan y se manifiestan en una tremenda variabilidad individual relacionada con el deseo y la respuesta sexual.

La inevitable subida y bajada de la energía en las nuevas relaciones

¿Conoces el período de luna de miel de una relación? ¿Ese período de éxtasis y locura de amor en el que todo lo que quieres hacer es arrancarle la ropa al otro y acostarte con él? ¿Cuando tienes la sensación de que el mero sonido de su voz te excita? ¿El olor de su perfume o de su piel? El sexo durante esta fase es intenso, apasionado ¡y parece muy fácil (para la mayoría)! Luego, después de unos meses o años, la excitación parece desvanecerse. Ya no sois nuevos el uno para el otro. Por desgracia, algunas personas incluso piensan que ya no están enamoradas.

Como he mencionado anteriormente, lo que acabo de describir es el fenómeno llamado «energía de la nueva relación» o ENR.[140] Puede disminuir o incluso desaparecer del todo. Pero no es porque la gente se desenamore: es porque el cóctel neuroquímico que alimenta los sentimientos de éxtasis y la lujuria interminable se agota de forma natural. En los últimos años, los investigadores han comenzado a identificar no solo las áreas del cerebro relacionadas con la ENR, sino también los neuroquímicos relacionados con ella.

¿Qué pasa cuando estamos en plena ENR?[141] La dopamina inunda nuestro sistema y todo lo que hacemos es desear, desear, desear.

---

140. Semir Zeki, «The Neurobiology of Love», *FEBS Letters* 581, n.º 14 (2007): 2575–2579.

141. D. Marazziti y D. Canale, «Hormonal Changes When Falling in Love», *Psychoneuroendocrinology* 29, n.º 7 (2004), 931–936; Richard Delorme y otros, «Platelet Serotonergic Predictors of Clinical Improvement in Obsessive Compulsive Disorder», *Journal of Clinical Psychopharmacology* 24, n.º 1 (2004): 18–23.

¿Te resulta familiar? Al mismo tiempo, experimentamos altos niveles de oxitocina y vasopresina, que ayudan a centrar nuestra atención en nuestras relaciones, y, en este caso, a acelerar nuestro deseo espontáneo (que se refuerza con el contacto sensual). Incluso los niveles de cortisol se elevan, ya que el enamoramiento es una especie de factor estresante debido a las preocupaciones e inseguridades que puede suscitar la nueva relación. La ENR también se asocia con la disminución de los niveles de serotonina, provocando esos pensamientos obsesivos que pueden terminar siendo el lado oscuro de la ENR, cuando no podemos dejar de pensar en nuestra pareja (por cierto, las personas que sufren trastorno obsesivo-compulsivo tienden a tener niveles más bajos de serotonina, lo cual pueden regularse con un buen tratamiento).

Otro hallazgo es que los niveles del factor de crecimiento nervioso, las neurotrofinas[142] (unas proteínas implicadas en la supervivencia, desarrollo y funcionamiento de las células cerebrales) aumentan durante las apasionadas primeras etapas del amor. Parece que esto es también una especie de reacción al estrés, y está relacionado con las más altas calificaciones de las escalas que miden nuestros niveles de amor apasionado.

La ENR aumenta rápidamente nuestro deseo espontáneo a niveles de récord (aunque nuestro deseo de respuesta permanezca intacto) y a continuación focaliza nuestra atención en el nuevo amante, aumentando nuestro interés y motivación para conocer a esa persona y averiguar si hay algo más que química en la atracción, y luego finalmente se estabiliza, si todo va bien, para construir una relación sostenible. Las personas con altos niveles de BÚSQUEDA pueden ser más susceptibles de dejarse llevar por el canto de sirena de la ENR.

---

142. Enzo Emanuele y otros, «Raised Plasma Nerve Growth Factor Levels Associated with Early-Stage Romantic Love», *Psychoneuroendocrinology* 31, n.º 3 (2006): 288–294.

Cuando la gente confunde la ENR con el amor, deja sus viejas y cómodas relaciones por la excitación que produce el subidón de la ENR. Siempre les digo a mis pacientes que no tomen grandes decisiones ni trabajen con maquinaria pesada mientras estén bajo la influencia de los potentes neuropéptidos de la ENR.

Con el tiempo, empieza el proceso de habituación (piensa en ello como si fuera una variante de la rueda hedónica, pero en el ámbito de las relaciones) y la química del cerebro se asienta. A medida que nos vamos sintiendo unidos a esa persona, el sistema de CUIDADO toma el control con sus neuroquímicos nutritivos y reconfortantes (pero no electrizantes). Nuestro deseo vuelve a su línea base.

A medida que la ENR se asienta, podemos sentir una gran pérdida si comparamos el deseo que sentíamos al principio con el de la línea base. Esto es lo que sucede con la curva de deseo. Nos olvidamos de nuestra línea base original y comparamos los niveles más altos con lo que experimentamos cuando la ENR desaparece. Sentimos una pérdida. Sentimos que nos falta algo. Las parejas que disfrutan centrando su vida en el sexo se sienten abandonadas cuando se disipan los fuegos artificiales. Los hombres se quejan de que sus parejas femeninas no desean tener sexo con ellos o ya no los quieren. Las mujeres se sienten insuficientes si ya no están motivadas para tener sexo de forma tan intensa. Incluso los hombres pueden sentir que su sexualidad se ha visto disminuida de alguna manera al volver a la línea base y no estar nutridos por el intenso DESEO de la ENR.

Esta inevitable variabilidad (el movimiento desde el punto de referencia emocional y sexual hasta un punto alto de ENR y luego de vuelta a la línea de base), es lo que comprende la curva de deseo. Esta curva, representada por el gráfico de la página siguiente, muestra cómo la línea sexual base se cruza con la ENR, y también cómo los hombres y las mujeres difieren en cuanto a la espontaneidad/actividad y el deseo receptivo/pasivo.

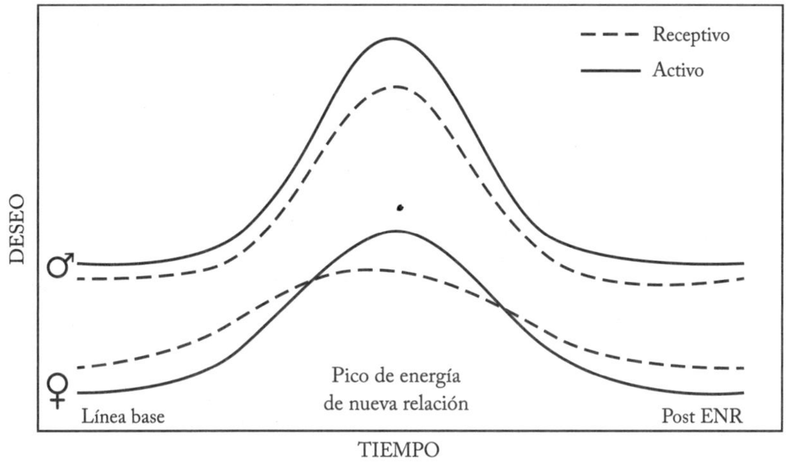

Notarás que los niveles generales de deseo espontáneo y receptivo son más altos, en general, en el caso de los hombres. Y, también en el caso de los hombres, los niveles de deseo receptivo son muy similares a los del deseo espontáneo. Para ambos sexos, el deseo espontáneo alcanza su punto máximo en el ápice de la ENR. Para las mujeres, a diferencia de los hombres, el único momento en que el deseo espontáneo excede claramente el deseo receptivo (excepto durante la ovulación, que no se muestra) es en el pico de la ENR. En el caso de las mujeres, el deseo receptivo es mayor que el deseo espontáneo en la mayor parte de la curva. Y finalmente, verás que para ambos sexos tanto el deseo espontáneo como el receptivo regresan a una línea base bastante similar a la que precedió a la ENR.

Hay que ser consciente del flujo de deseo tanto espontáneo como receptivo en el curso de la curva de deseo, y reconocer la tendencia a olvidar el punto de referencia original del deseo. Al recordar el punto de referencia original y compararlo con el punto de referencia posterior a la ENR, en lugar de compararlo con el punto máximo de la ENR, podrás contrarrestar la sensación de que el regreso al punto de partida es una pérdida real.

Y hay otra dimensión clave para entender la dinámica de nuestros sistemas de DESEO, especialmente cuando estamos en una relación de pareja. Cada uno de nosotros tiene una huella erótica única, un estilo sexual, forjado en parte por nuestra estructura bio/psico/social, que puede interactuar con nuestra propia curva de deseo y la de nuestra pareja.

Herramienta para el buen sexo: Calcula el punto de referencia de tu deseo

Como se ha mencionado con anterioridad, cada uno de nosotros, como resultado de la combinación de nuestras variables biológicas, emocionales y sociales, tiene un «punto de referencia» del deseo que indica cuánto deseo espontáneo y receptivo experimentamos de media. Este rango general puede variar debido a las circunstancias y puede cambiar con el tiempo. En el caso de las mujeres, la ovulación puede aumentar temporalmente el deseo espontáneo. Comenzar una nueva relación puede aumentar el deseo espontáneo tanto en hombres como en mujeres durante un período de 18 a 36 meses, o incluso más tiempo si la pareja no tiene contacto a menudo. Algunos factores como el aumento de la ansiedad o la depresión (desequilibrios de los sistemas emocionales centrales) causan un aplanamiento del deseo espontáneo y de respuesta, así como el hecho de experimentar pérdida y tristeza (activación de los sistemas de PÁNICO/TRISTEZA). Además, el estrés crónico y excesivo hace que los sistemas emocionales defensivos supriman el DESEO y el JUEGO. Algunos estudios recientes demuestran que el simple hecho de no poder dormir lo suficiente puede obstaculizar el deseo sexual. Y por supuesto, la enfermedad física suele dar al traste con el deseo y reduce el punto de referencia.

Mantenerte en sintonía con tu cuerpo y tu punto de referencia de deseo te ayudará a anticiparte a las fluctuaciones naturales. Responde a estas preguntas para saber cómo te sientes en términos de deseo sexual y tu sistema de DESEO.

1. ¿En qué medida eres receptivo al sexo?
2. ¿Con qué frecuencia tomas la iniciativa en el sexo?
3. ¿Con qué frecuencia te masturbas?
4. ¿Con qué frecuencia fantaseas con el sexo?
5. ¿En qué medida disfrutas de las relaciones físicas?
6. ¿Te consideras una persona con deseo sexual?
7. ¿Para ti, es fácil o difícil excitarte?

Estas preguntas son simplemente para recordarte dónde está tu línea base, fuera de la ENR. (Vuelve a la página 234 para más detalles sobre la curva de deseo).

¿Cuál es tu huella erótica?[143]

Independientemente de si estamos o no en una relación de pareja, todos tenemos un cierto estilo sexual. Este estilo no es fijo ni inamo-

---

143. Yo lo llamo «huellas eróticas únicas» en lugar de tipos de libido, como hizo Sandra Pertot, ya que se trata de algo más que de libido. Tiene mucho que ver con nuestras huellas bio/psico/sociales además de nuestra posición en la curva del deseo y en lo que está sucediendo en nuestra relación. Sandra Pertot, *When Your Sex Drives Don't Match: Discover Your Libido Types to Create a Mutually Satisfying Sex Life* (Boston, Da Capo Lifelong Books, 2007).

vible; puede cambiar con el tiempo, al igual que nosotros. La terapeuta sexual Sandra Pertot fue la primera en identificar este concepto al describir diversos «tipos de libido» con el fin de ayudar a mujeres y hombres a comprender su propio deseo sexual y lo que les hace funcionar sexualmente. He modificado algunas de las categorías de Pertot, he añadido las mías y las he reconfigurado en lo que llamo huellas eróticas (HE), que creo que ayudan a mis pacientes a profundizar en la naturaleza de su yo erótico. Además, mis huellas incluyen dimensiones biológicas que también aportan información sobre el temperamento y el deseo natural, los cuales están relacionados con la intensidad del sistema de DESEO, con los bloqueos que producen los sistemas de defensa hiperactivos (MIEDO o RABIA), o las dificultades causadas por desequilibrios en otros sistemas emocionales básicos (como el CUIDADO, el PÁNICO/TRISTEZA, la BÚSQUEDA o el JUEGO).

Tu huella erótica también está relacionada con tu propia dimensión psicológica y con las creencias que puedan haber quedado en el cerebro medio después de un trauma temprano u otras experiencias que socavan el DESEO o dificultan las relaciones sexuales. (Recuerda que la vergüenza inhibe el DESEO, como la que experimentó Katie). Finalmente, mis huellas eróticas también tienen en cuenta el clima social (cultura) y el punto en el que estamos en la curva de deseo/relación.

Al identificar tu huella erótica, tendrás una imagen clara de tu estilo sexual y de cómo sueles pensar en el sexo, cómo lo experimentas y cómo lo deseas. Conocer esta información sobre ti mismo puede ayudarte a entender una posible desconexión con tu pareja actual, o incluso cuando tengas problemas para conectar contigo mismo.

He identificado siete estilos básicos de huella erótica, la forma en que las personas viven su sexualidad y se relacionan con sus amantes. Echa un vistazo a las descripciones que encontrarás a continuación. ¿Dónde encajas tú? ¿Eres una mezcla de varios estilos? Si tienes pareja, ¿puedes reconocer su huella? Mientras lees estas descripciones, toma nota de cómo las diferentes huellas encajan o chocan con otros estilos.

El amante sentimental

Al amante sentimental le gusta el romance, mirar a los ojos y hacer el amor con ternura. Es un tipo de amante sensible, que disfruta del contacto y la cercanía por encima de todo, y a veces no se da cuenta de que su pareja podría ser diferente. El amante sentimental también suele ser menos sensible a los cambios en la curva de deseo porque está más motivado por la *conexión* que por el sexo en sí. En lo que se refiere al sexo, lo más probable es que estén más conectados con el deseo receptivo que con el deseo espontáneo, que es el que sufre más altibajos en la curva de deseo. En general, el amante sensible puede necesitar más seducción antes del sexo, a fin de sentirse más cerca de su pareja. Esto podría ser un problema si su pareja no toma la iniciativa en el sexo después de la pérdida de la ENR, pues el amante sentimental no se sentirá deseado. Si tiene ansiedad, pueden perseguir a su pareja para tener sexo y sentirse querido. Si sus sistemas de DESEO y de JUEGO están bajos por cualquier razón, pueden terminar perdiendo el interés y estar disponibles para el sexo solo con el fin de complacer a la pareja y buscar la cercanía. Los amantes sentimentales son casi alérgicos a las parejas que buscan innovar y están más obsesionadas con la intensidad del sexo que con la ternura y el cariño. Para el amante sentimental, el sexo salvaje y alocado puede ser menos satisfactorio que el sexo enfocado en la conexión.

El amante duro

El amante duro cree que el sexo no es realmente sexo a menos que los muebles salgan volando. Este amante necesita sexo físico y atlético, como si fuera un deporte de contacto. En general, no encaja bien con el tipo de amante que necesita miradas sentimentales y hacer el amor con ternura. Este tipo de huella erótica puede verse muy afectada por la caída del deseo activo que se produce cuando la energía de nueva relación se desvanece. Los amantes duros tienden a tener altos niveles de deseo activo, pero pueden vivir la caída posterior a la ENR como algo muy negativo. Estas personas tienden a tener una vida interior muy exagerada, basada en una especie de apego a la intensidad. Puede alterarles de forma muy negativa que la huella erótica de su pareja no sea flexible después de la ENR. Esto podría suceder, por ejemplo, cuando el tierno amante sentimental se da cuenta de que no le interesa practicar tanto sexo duro, porque no es tan satisfactorio para ellos cuando vuelven a su línea base natural.

El amante dependiente

Los amantes dependientes lo son en general, no solo en términos de sexo. También pueden afectarles menos los altibajos de la curva de deseo, porque su necesidad de sexo se desencadena por la necesidad de aliviar el estrés, y siempre hay bastante estrés en la vida. Debido a que el amante dependiente se centra en su propia experiencia, puede, sin darse cuenta, desencadenar resentimiento en su pareja, que podría sentirse «utilizada» como si fuera un objeto para liberar el estrés. Al amante generoso (ver más adelante) y al amante sentimental puede que no les importe ser utilizados de esta manera si el amante dependiente se muestra presente cuando hacen el amor y no está solo centrado en salirse con la suya. Un amante duro puede disfrutar de este tipo de pareja porque le facilita practicar el sexo como deporte.

El generoso

El generoso se excita dando placer a su pareja. Pertot divide esta personalidad en dos categorías, que he reinterpretado como el generoso auténtico y el generoso neurótico, que simplemente da para conseguir o manipular. Los generosos auténticos se excitan con el placer de otras personas. Su excitación es literalmente la excitación de la pareja. Estas personas no encajan con los amantes que tienen problemas de excitación o niveles generalmente bajos de deseo espontáneo o de respuesta. Como resultado, los generosos se ven más afectados por las caídas en la curva de deseo de su pareja que por sus propios cambios. En cuanto al generoso neurótico, que da para recibir, creo que es más una cuestión de personalidad, probablemente arraigada en los desequilibrios de sus propios sistemas emocionales de PÁNICO/TRISTEZA. Trata de complacer a su pareja como una forma de manipulación y puede que se haga el mártir, lo cual no es ni divertido ni sexi.

El amante ansioso

El amante ansioso puede quedar tan incapacitado por la preocupación por rendir en la cama que su autoconciencia puede aplastar su propio deseo sexual espontáneo e incluso el de respuesta. Este estilo de sexualidad puede ser un obstáculo para los hombres, ya que en general se espera que tengan la iniciativa en el sexo y que rindan. El amante ansioso puede experimentar un gran aumento de confianza gracias a la ENR, que a menudo tiene el poder de anular temporalmente la autoconciencia y los sentimientos de ansiedad, sobre todo en el contexto de un enamoramiento apasionado. A medida que la energía de la nueva relación disminuye, el amante ansioso siente de forma intensa esta pérdida y puede empezar a perder la confianza, a preocuparse y a encerrarse en sí mismo. Este tipo de amante suele tener un desequilibrio en el sistema PÁNICO/TRISTEZA, que lo predispone a la pérdida de confianza y la preocupación.

El amante inapetente

Los amantes inapetentes suelen tener niveles bajos de deseo, sean cuales sean las circunstancias. Algunos pueden no experimentar deseo ni placer sexual porque su sistema emocional de DESEO está bloqueado. Otros pueden llegar incluso a ser casi asexuales (personas que no quieren sexo, y punto). La ENR puede aumentar su apetito sexual, en caso de que sea capaz de sentir deseo. Si empieza una relación a largo plazo con alguien que posee un alto deseo sexual (como el explorador, más adelante) y a esta pareja no le importa llevar la iniciativa, el deseo sexual receptivo del amante inapetente podría ser suficiente para mantener una vida sexual activa. De lo contrario, este tipo de persona es una pareja difícil para cualquier otra huella erótica, excepto, por supuesto, si la pareja también tiene un perfil sexual bajo.

El explorador

El explorador es tal como suena, alguien que no se siente limitado por las normas y que no solo está dispuesto a explorar la sexualidad en todas sus formas sino que a menudo necesita sentir la intensidad del viaje mismo. Desea la novedad. El explorador es simplemente alguien que disfruta de nuevas actividades sexuales como el JUEGO y la experimentación. Los exploradores sexuales pueden ser tanto un poco miedosos como grandes aventureros capaces de montar una expedición al círculo polar ártico. En general, no se ven afectados por las caídas en la curva del deseo, ya que son imaginativos y en general están dispuestos a encontrar nuevas formas de excitarse a sí mismos y a los demás. Puede que no encajen bien con los amantes sentimentales, que necesitan sexo suave, dulce y predecible. Un punto importante a considerar en relación con los exploradores: nos hemos acostumbrado a patologizar a las personas de esta categoría como buscadores de sensaciones, y algunos expertos atribuyen este comportamiento a un déficit de dopamina o algún tipo de trauma que despierta el deseo de realizar prácticas sadomasoquistas, por ejemplo. Para que conste, la investigación clínica no ha podido demostrar que las personas pervertidas lo sean debido a tales traumas, aunque eso es lo que los profanos tienden a pensar. Incluso en la literatura popular, como en *Cincuenta sombras de Grey*, los hábitos sadomasoquistas del protagonista se presentan como una consecuencia de haber padecido abusos. Yo solo creo que estos buscadores de emociones tienen un sistema de BÚSQUEDA particularmente intenso, unido a un DESEO muy alto. Como veremos más adelante en las lecciones de los amantes extraordinarios, pueden enseñarnos mucho sobre nuestra capacidad de sentir placer y lo que podemos descubrir cuando cruzamos nuestra zona de confort.

La huella erótica puede cambiar con el tiempo, particularmente si nuestra sexualidad se ve afectada por un desequilibrio en las emociones centrales (por ejemplo, en el caso de sufrir demasiada ansiedad, como hemos explicado) y no refleja una preferencia sexual concreta, *per se*. Por ejemplo, el amante necesitado puede ir ganando confianza con el tiempo y empezar a parecerse más al amante generoso o al explorador. O el amante inapetente puede alcanzar un mayor impulso sexual básico a medida que sus emociones básicas se reequilibran. Y, a la inversa, la huella erótica también puede cambiar en la otra dirección: en caso de que se produjera un desequilibrio en las emociones básicas —en el sistema de BÚSQUEDA, por ejemplo—, un explorador podría pasar a ser un amante sentimental. Ten en cuenta que ninguna huella erótica es intrínsecamente mejor ni más saludable que otra; lo importante es celebrar las diferencias.

Al valorar tu propia huella erótica, ten en cuenta que son categorías flexibles y que puedes encontrarte en más de una, según tu estado de ánimo o tu situación actual. Lo más importante, sin embargo, no es solo respetar el lugar donde te encuentras en un momento dado, sino también respetar las preferencias de tu pareja. Ten en cuenta también que el encaje con una huella erótica es maleable, y que algunas personas son más flexibles que otras. La clave está en entender cómo se relaciona tu huella erótica con la de tu pareja. Entender en qué difieren y en qué se solapan puede proporcionar el combustible necesario para mantener vivo el DESEO.

Historias de huellas eróticas: Ella y Louis

Ella, administrativa de 29 años y madre de una niña, es una amante sentimental con poco deseo espontáneo. Está casada con Louis, un artista temperamental y un explorador sexual con un deseo espontáneo muy alto. Cuando se conocieron y se enamoraron, la ENR hizo que la huella erótica de Ella fuera mucho más flexible, así que los dos parecían estar en sintonía sexual. Sin embargo, la ENR desapareció, sobre todo después del nacimiento de la hija de ambos y la vuelta al trabajo de Ella. A medida que las exigencias de la maternidad y el trabajo se acentuaban, el deseo de Ella empezó a reducirse y, más adelante, a desaparecer. Ella ya no quería tener sexo e incluso empezaba a pensar que lo que excitaba a Louis era «demasiado pervertido». Ella era una amante sentimental, así que la energía de explorador de Louis, una vez superada la pasión de la ENR, le parecía demasiado.

Ella está preocupada por el trabajo y por criar a su hija de tres años, Jillian, y está llegando a creer que a su marido le pasa algo malo, porque quiere tener sexo todo el tiempo y, además, no para de pedirle cosas nuevas.

Se pregunta si tendrá algún tipo de adicción al sexo, pero luego se echa atrás y dice: «Debo reconocer que, cuando nos conocimos, me encantaba que a Louis le gustara tanto el sexo. Sentí que me amaba y me deseaba de verdad. Disfruté mucho experimentando sexualmente con él, pero ahora me resulta muy pesado. Es como si no quisiera crecer. Le gusta tocar la guitarra y trabajar en su arte, y aunque su galería por fin empieza a dar algo de dinero, sigo siendo yo la que siempre se preocupa por todo, de las facturas, de que Jillian tenga lo que necesita, de reparar las goteras... Compramos esta casa de dos plantas y tenemos alquilada una de ellas, de modo que ahora tenemos también la responsabilidad de ser caseros, y todo el trabajo recae sobre mí».

Louis no está de acuerdo y responde: «Siempre te estás quejando, Ella. No importa lo que pase. Tenemos una buena vida. Jillian está en la guardería todo el día; tu trabajo como contable va muy bien y mi galería ha empezado a funcionar. Ya no eres divertida. Nada. Todo lo que haces es pasar lista en tu cabeza y exigirme que haga esto o arregle aquello. Y no reconoces todo lo que hago por ti, por Jillian y por la casa. Te has convertido en una pesada. Eras tan divertida cuando nos conocimos. Y tan apasionada en el amor. ¿Qué demonios ha pasado?».

Ambos están enfadados y decepcionados y tienen problemas para manejar los resentimientos que han construido hacia el otro. Juntos trabajamos en los factores bio/psico/sociales, probamos varias herramientas, desde los *bandhas* hasta los ejercicios de Kegel para despertar el sistema de DESEO de Ella, así como para calmar el sistema de BÚSQUEDA de Louis y potenciar su sistema de CUIDADO. Es increíble la forma en que los *bandhas* y los ejercicios de Kegel ayudan a modular tanto la energía sexual hiperactiva como la deprimida, equilibrando el sistema nervioso autónomo. Una herramienta que ayudó enormemente a Ella y Louis fue el yoga, con el que Ella trabajó su sistema de JUEGO de una forma no amenazante. El yoga, además, ayudó a Ella a satisfacer su necesidad de conexión, típica de los amantes sentimentales, y estimuló el deseo de contacto sexual y conexión en Louis. Pero la herramienta más transformadora que utilizamos en terapia fue la que ayudó a Ella y Louis a reformular su lucha de poder cambiando de perspectiva, observando la danza que estaban realizando en términos de lo masculino y lo femenino. Esto es lo que llamo el modelo de cuatro cuadrantes de lo masculino y lo femenino.

A veces, los desequilibrios emocionales en las relaciones o las desconexiones entre dos personas pueden abordarse reimaginando los roles de género.[144] Este enfoque ayudó a Ella y a Louis a ver sus roles masculino y femenino de manera más flexible. Aprendí este enfoque del profesor, médico y escritor Rudy Ballantine. Tendemos a pensar en el comportamiento femenino como «relacional», que consiste en nutrir y cuidar a los demás, lo que Rudy llama el «pasivo femenino». Y tendemos a pensar en lo masculino como la tendencia

---

144. El mapa de los cuatro cuadrantes tántricos masculino/femenino activo/pasivo descritos en esta sección fue el resultado de la relación personal que tuve con el Dr. Rudy Ballantine a finales de la década de 1990. Rudy es un médico brillante y fue pionero en la integración de enfoques convencionales y alternativos de curación. Fue uno de los primeros médicos estadounidenses en estudiar el ayurveda en la India. Rudolph Ballentine, *Radical Healing: Integrating the World's Great Therapeutic Traditions to Create a New Transformative Medicine* (Nueva York, Three Rivers Press, 1999); Rudolph Ballantine, *Kali Rising: Foundation Principles of Tantra for a Transforming Planet* (Ballentine, Tantrikster Press, 2010).

a salir a cazar para proveer, proteger, gobernar, controlar o poseer, lo que Rudy llama el «activo masculino».

Rudy me enseñó otros dos cuadrantes: el «pasivo masculino» y el «activo femenino». El «pasivo masculino» actúa con conciencia, perspicacia y comprensión, sin apresurarse a la acción. El «pasivo masculino» es la energía que cultivamos a través de la reflexión, la meditación, el yoga o la terapia. Nosotros, los terapeutas, llamamos a ese tipo de autoconciencia «el ego observador» y tratamos de cultivar esa capacidad en los pacientes a través de nuestro trabajo conjunto.

El «activo femenino» es la energía que da nacimiento a algo nuevo de forma repentina y sin considerar cómo lo nuevo impactará en lo viejo. Rudy compara la energía del «activo femenino» con la diosa Shakti, la fuerza cósmica de la creación y el cambio. De un modo similar a cuando una mujer está a punto de dar a luz, este proceso toma el control de manera natural, y sucede inevitablemente (si nada se interpone en su camino).

Cuando la energía del activo femenino surge en una relación, puede representar un peligro para el *statu quo*. Y el *statu quo* es el territorio del «activo masculino»: poseer, conseguir, proteger.

Hombres y mujeres por igual pueden aprovechar estos cuatro roles. No solo podemos convertirnos en seres más completos y aprender a relacionarnos mejor con los diferentes aspectos de nuestra pareja, sino que nos convertimos de forma natural en personas más completas. Esta flexibilidad nos permite integrar todo tipo de energías, atrayendo otras partes del ser al redil de lo que somos. Este enfoque también nos permite renegociar continuamente las premisas de nuestras relaciones a medida que crecemos e incorporar este crecimiento como una forma sostenible de relacionarnos. En lugar de que una relación se rompa cuando un miembro de la pareja hace un cambio, nos damos espacio para que cada uno cultive esas partes subdesarrolladas de sí mismo que su pareja tal vez tenga en abundancia.

Ella está atascada en los roles «activo masculino» y «pasivo femenino». Intenta trabajar y proveer para mantener las cosas ordenadas y bajo control («activo masculino»), y para cuidar del hogar y la familia («pasivo femenino»). Louis, por su parte, está usando energía activa femenina (intenta crear, cambiar las cosas, dar a luz algo nuevo dentro y fuera del dormitorio) y desafiando los intentos de Ella de mantener el control sobre su universo. Una forma de definir la energía activa femenina es verla como la suma de la BÚSQUEDA y el DESEO, que dan lugar al nacimiento de algo nuevo. Y Louis tiene mucha energía de BÚSQUEDA y DESEO, y también un alto nivel de JUEGO: todo eso lo hace parecer un Peter Pan, lo cual es profundamente perturbador para Ella. Mantienen una enorme lucha de poder que se desarrolla a través de los pilares de sus vidas, aunque la razón original por la que vinieron en busca de ayuda fueron los temas sexuales.

Ella trata de mantener las cosas en orden y está constantemente estresada porque su marido no ve las cosas igual que ella. Louis se está volviendo cada vez más resistente y se esfuerza por rebelarse. Se siente controlado y limitado por la ansiedad de Ella y la anhedonia general. Esta pareja puede acabar teniendo un gran problema, especialmente si Louis se precipita, como la diosa Shakti, y hace algo impulsivo, como buscar sexo en otro lugar. Podríamos decir que el inicio de una infidelidad en la pareja es como un surgimiento inconsciente de la energía activa femenina, que da a luz una nueva relación sexual sin tener en cuenta el peligro de destruir la relación con la pareja original.

Este modelo de los cuatro cuadrantes de lo masculino y lo femenino nos ayuda a comprender la danza que realizamos con nosotros mismos y con el otro. Idealmente, como individuos, podemos movernos de forma flexible entre esos cuadrantes según sea necesario. Ella puede usar su «activo masculino» cuando sea necesario proveer y organizar. Puede cambiar al «pasivo femenino» cuando necesite nutrir y fortalecer su relación (recuerda que esto también funciona en el sistema de CUIDADO). Lo que Ella no ha desarrollado es su «pasivo masculino», que le serviría para darse cuenta de que tiene un desequilibrio (demasiada ansiedad; recuerda lo que ocurre con un sistema PÁNICO/TRISTEZA hiperactivo) y para no tratar de calmar sus nervios intentando controlar a Louis. Además, Ella podría cultivar su «activo femenino» (recuerda cómo se potencia el JUEGO aumentando la BÚSQUEDA) e ir en busca de su propio placer, aunque antes tendría que averiguar en qué consiste ese placer. En el fondo, Ella es anhedónica, y su resistencia a explorar el DESEO, el JUEGO y la energía activa femenina de su marido no la está ayudando. Ella está bloqueando a Louis al acaparar los cuadrantes «pasivo femenino» y «activo masculino», y al no explorar sus otros cuadrantes.

Una vez que conocen este esquema, Ella y Louis se vuelven más conscientes de cómo se desarrollan los desequilibrios de su sótano emocional y de cómo cultivar el equilibrio de forma intencionada. Ambos empiezan a prestar atención (BÚSQUEDA) a desarrollar la habilidad de observarse a ellos mismos y la danza que ejecutan (aquí están cultivando la energía «pasiva masculina», o energía «observadora»). Ella aprende a ejercitar la BÚSQUEDA, el JUEGO y el DESEO para trabajar su energía «activa femenina», prestando atención a su propia creatividad y sus placeres. Cuando Louis percibe este cambio, se pone manos a la obra y asume algunas de las tareas domésticas con las que Ella había estado cargando (aumentando así su energía «pasiva femenina» o «nutritiva»), y simultáneamente aumenta su propia energía «activa masculina» (haciéndose cargo de las responsabilidades). Cuando Louis deja de tener el monopolio de las energías de BÚSQUEDA, JUEGO y DESEO, y Ella ya no tiene que encargarse de cuidar de todos excepto de sí misma, las cosas entre ellos se vuelven más equilibradas.

Ella aprende a liberar su energía Shakti yendo a clases de danza del vientre. Siempre ha querido aprender a ser más sensual y seductora y esta actividad despierta su energía erótica. A Louis le encanta verla así. En respuesta, le pide a su hermano que cuide de su hija una vez a la semana para que Ella y él puedan hacer hueco en sus agendas para sus «citas para jugar». Ella y Louis son un gran ejemplo de lo importante que es ser flexibles cuando se trata de mantenerse conectados entre sí y con ellos mismos. Aprovechando su inteligencia operativa y utilizando el sexo como canal de comunicación, no solo son capaces de resucitar su relación sino también de curar sus respectivos desequilibrios emocionales, sin abandonar su camino hacia el placer. Ella y Louis son un ejemplo apasionante de una pareja dispuesta a ver más allá de sus defensas y sus roles predestinados para descubrir un placer muy satisfactorio, un lugar en el que se volvieron mucho más importantes para sí mismos de lo que nunca hubieran imaginado.

Tanto si tu viaje hacia el placer es en solitario o con alguien, ahora dispones de poderosas herramientas que pueden ayudarte a imaginar de nuevo el potencial de tu erotismo.

Aumentar nuestra capacidad para el placer sexual[145] implica ampliar la definición de sexo para incluir un significado que va más allá de lo erótico, que incluye todo aquello que nos «vivifica». Cuando hablo con mis pacientes, les explico que, despertando nuestro apetito por la vida (a través de la activación intencionada de nuestros sistemas de BÚSQUEDA y JUEGO) de modo que la vida misma nos excite, estando presentes y explorándonos a nosotros mismos, a

145. Kringelbach, «Towards a functional neuroanatomy».

los demás y al mundo con una mirada nueva y un nuevo entusiasmo, nuestro potencial erótico se expande. Cuando el hecho de vivir de forma más plena y libre nos excita fuera del dormitorio, la energía que liberamos puede encontrar su camino de vuelta al dormitorio y aportar más DESEO y más JUEGO a nuestra vida de pareja y a nosotros mismos.

Y, recíprocamente, al reiniciar nuestro placer sexual, ponemos en marcha una cascada de neuroquímicos beneficiosos que pueden ayudar a restaurar el equilibrio de nuestros sistemas emocionales centrales en un bucle dinámico de retroalimentación positiva que eleva el espíritu y calienta el ambiente. El placer genera entusiasmo y el entusiasmo nos empuja a aquellos comportamientos que aún nos animan más a vivir plenamente.

En el próximo capítulo conocerás a otras personas valientes cuyas historias les llevaron a descubrir que sentir placer y disfrutar del sexo no se acaba en la mediana edad, sino que se prolonga durante todo el tiempo que quieras. A este estado de placer continuo lo llamo «potencial sexual», la promesa de que el sexo, como todos los placeres, tiene la capacidad de continuar, evolucionar y adaptarse a ti y a tus propios deseos. En última instancia, este potencial se realiza a través del hedonismo saludable y va mucho más allá de reavivar nuestro erotismo. Practicar un hedonismo saludable proporciona el combustible para potenciar una vida larga que valga la pena vivir. Así que, ¿cómo ir en busca del hedonismo saludable? Bueno, ¡ya estás ahí! Sigue practicando con las herramientas, mantente en contacto con tu cerebro y tu cuerpo, y tendrás una vida llena de placer.

9

Sexo bueno contra sexo genial: Abrazar tu potencial sexual

Viajes de amantes extraordinarios

Con las herramientas para recuperar el placer, sin duda estás mucho más cerca de abrazar plenamente tu propio camino hedónico. Gracias a este nuevo autoconocimiento, puede que aprecies a algunas de mis pacientes favoritas, a las que considero amantes extraordinarias por la forma en que han sobrepasado los límites de su propia sexualidad para explorar todo su potencial. He tenido la suerte de contar con un grupo de mujeres que han participado en mi investigación y me han ayudado a comprender mejor la neurociencia del orgasmo y a explorar las muchas dimensiones que conforman el placer sexual. Ser testigo de sus sorprendentes transformaciones y sus viajes sexuales confirmó una de las hipótesis centrales de mi trabajo: cualquiera puede convertirse en un amante extraordinario si se compromete con su mente y su cuerpo a descubrir todo su potencial para experimentar placer.

Estas mujeres se ofrecieron como voluntarias para formar parte de mi investigación porque estaban muy interesadas en comprender su propia sexualidad y sentían que otras personas podrían beneficiarse si donaban sus orgasmos a la ciencia. Pero, desde el principio, lo que aprendí de estas damas del laboratorio fue que sus respectivos caminos hacia la expansión sexual reflejaban mucho más que el sexo. De hecho, al igual que había ocurrido con mis pacientes a lo largo de los años, la energía, los desafíos, los problemas y las preguntas que impulsaban a estas mujeres reflejaban tanto su sexualidad como sus sistemas emocionales. Al principio, ninguna se sentía completamente cómoda y confiada en su sexualidad, pero todas desarrollaron una mayor sensación de tranquilidad y placer. De hecho, las experiencias que habían llevado a aquellas mujeres al laboratorio eran de crecimiento personal, curación y transformación, y simbolizaban uno de los puntos más centrales de este libro: la relación con nuestra sexualidad nos abre una gran ventana en la relación con el placer en general, y en consecuencia, en el funcionamiento de nuestro cerebro emocional. Para estas mujeres, la liberación de su potencial sexual se produjo a través de la BÚSQUEDA de una mejor comprensión del papel clave que los placeres de todo tipo, incluyendo el sexual, juegan en el proceso de curación y que el hecho de dinamizar la vida en general puede generar un mejor sexo de forma natural.

Las participantes de mi investigación variaban en edad y antecedentes: una profesora soltera de veinticuatro años que estaba pensando en ser *coach* personal, una mujer divorciada de cincuenta y ocho años con cuatro hijos adultos, una mujer japonesa de cuarenta y siete años que trabaja en una organización sin fines de lucro, una actriz casada de treinta y tres años y una agente inmobiliaria soltera de cuarenta y dos años, entre otras. Algunas habían sufrido traumas y abusos sexuales. Otras procedían de años de adoctrinamiento religioso en los que se les había enseñado que cualquier tipo de deseo o placer sexual es inaceptable y vergonzoso. Una de ellas sufría dismorfia corporal: se miraba en el espejo y estaba convencida de que pesaba quince kilos más de lo que pesaba realmente.

A pesar de toda esta variedad de antecedentes y procedencias, todas han conseguido abrazar su sexualidad y su erotismo.

Del colegio de monjas a la liberación sexual: Lena

Lena decidió donar sus orgasmos a la ciencia a los setenta y siete años de edad. Viéndola, nunca adivinarías su edad. Es una mujer delgada, atractiva, que viste de forma sobria. Le había pedido que se vistiera cómodamente y, como era verano, se puso un vestido largo de lino color arena. Sus alpargatas de lona en tono tierra eran casi planas. Era fácil imaginar a Lena como una mujer dueña de su universo sexual, o más bien dueña de todos los ámbitos de su vida. Elegante, educada y de voz suave con un encantador acento italiano, me recordaba un poco a la Sofía Loren de la época actual: pelo oscuro con elegantes rayas grises, una bonita estructura ósea, pequeña pero, aun así, con curvas. Lena parecía tan segura de sí misma y confiada que cualquiera hubiera creído que era así en todos los ámbitos de su vida, tanto dentro como fuera del dormitorio.

Y sin embargo, durante nuestra entrevista previa, supe que Lena había tenido una vida dura. Nació en un pequeño pueblo de Italia, perdió a sus padres a una edad temprana y su tía la mandó a vivir en un internado católico (básicamente, un colegio de monjas) a los nueve años. Me dijo que su vida no había empezado realmente hasta que se divorció de un cirujano muy respetado, que básicamente era un maltratador. Después de treinta y dos años, reunió el coraje para separarse de él cuando el último de sus cuatro hijos se fue de casa, y nunca ha mirado atrás. Se matriculó en la universidad, consiguió el título de abogada y emprendió lo que ella llamó un «viaje de curación» que incluía hacerse cargo de su sexualidad.

«Mi marido no tenía ninguna paciencia conmigo ni con mis deseos y necesidades, sexuales o de cualquier otro tipo. Era médico, tenía conocimientos sobre el cuerpo, pero no parecía interesado en enseñarme a disfrutar del sexo. Satisfacerlo a él era mi trabajo. Darle el orgasmo que quería. Yo estaba al servicio de su sexualidad. Creo que nunca me gustó el sexo con él».

Lena continuó: «Cuando me separé, tomé la decisión de hacer lo que fuera necesario para reconstruir mi vida. Y era muy importante para mí abrazar mi propia sexualidad, porque evidentemente estaba muy reprimida. Este viaje me ha llevado unas cuantas décadas. Volví a la universidad, encontré un lugar para vivir y luego empecé a estudiar de todo, más allá de las asignaturas que tenía que aprobar para conseguir mi título. Hice de esto mi pasión, mi aventura, mi misión».

La historia de Lena demuestra que priorizar la sexualidad conscientemente puede traer alegría, salud, relaciones y placer en todas sus formas. Lena sabía perfectamente que estaba sexualmente reprimida y que su marido había reforzado esta forma de pensar. Este conocimiento fue como la semilla que la hizo renacer de aquella antigua vida. Tenía hambre de crecer, de dominar la vida dentro y fuera del dormitorio. Lena tuvo que correr un gran riesgo para dejar un matrimonio en el que no se la aceptaba como un ser completo a nivel social y sexual. El peligro de que su vida y su matrimonio saltasen por los aires fue lo que la ayudó a salir de la órbita de su sexualidad reprimida y las comodidades de la vida doméstica patriarcal. Era un gran riesgo para ella salir de su zona de confort y decidirse a ver el placer en general y el de su propia sexualidad como una prioridad importante. De hecho, el potencial sexual se consigue a través del crecimiento personal y el desarrollo de uno mismo.

Con el paso de los años, Lena plantó los cimientos de una nueva vida en solitario. Se mudó a Manhattan, abrió un bufete de abogados y creó un círculo de espíritus afines, tanto hombres como mujeres, que compartían su pasión por el crecimiento, incluso en el ámbito sexual. Estos amigos formaron la matriz de una vida social satisfactoria con un grupo central que se convirtió en una especie de familia. Uno de estos amigos había oído hablar de mi investigación y le sugirió a Lena que visitara nuestro laboratorio. Cuando ella llamó, conectamos inmediatamente. Estaba fascinada por la ciencia, deseosa de ayudarme a llenar los «huecos en la literatura científica» y penetrar en los misterios del cerebro orgásmico.[146]

Lena llegó al Centro de Imágenes Cerebrales de Rutgers en un caluroso día de julio con su amigo Tom (un amigo «con derecho a roce», explicó) y pronto se sorprendió a sí misma (y a mí también) al tener dos «magníficos» orgasmos en el escáner, una hazaña nada fácil incluso para mujeres mucho más jóvenes (alcanzó un orgasmo masturbándose y otro al recibir estimulación en el clítoris por parte de Tom).

Todos los amantes extraordinarios hacen de su sexualidad y el placer una prioridad en sus vidas. No cuentan los orgasmos ni se preocupan por alcanzarlos. No miden su experiencia por las expectativas de nadie. Estas cualidades de apertura, exploración, alejamiento de normas restrictivas (que a menudo conllevan sentimientos de vergüenza en el sexo) definen a estos exploradores.

Un año sabático para adultos: la excelente aventura de Mary

Los amantes extraordinarios vienen en todas las formas y tamaños, con todo tipo de antecedentes y motivaciones. Mary era una mujer

146. Barry R. Komisaruk y otros, «Women's Clitoris, Vagina, and Cervix Mapped on the Sensory Cortex: fMRI evidence». *The Journal of Sexual Medicine* 8, n.º 10 (2011): 2822–2830.

inglesa que se ofreció para mi estudio mientras se tomaba un «año sabático» de su vida en el Reino Unido. Mary solo tenía cuarenta y tantos años, pero se había casado joven, había tenido hijos enseguida y ahora vivía solo con su pareja. Ella y su marido, Roger, que también eran socios en el trabajo, vivían ahora en un nido vacío. Aunque esta coyuntura puede hacer que muchas parejas se tambaleen, Mary decidió tomar la iniciativa: se apuntó a retiros de yoga y programas de potencial humano, y tomó la decisión de explorarse a ella misma y al mundo que la rodeaba.

Había tenido una pubertad tardía, no tuvo su primer período hasta casi los diecisiete, y luego se casó y tuvo su primer hijo a los veintiún años. Se crio en un hogar en el que sus padres dormían en camas separadas y nadie hablaba de sexo; ella ni siquiera sabía lo que era o lo que implicaba.

Cuando se casó, mantenía relaciones sexuales con su marido como si fuera cualquier otra actividad, como limpiar la cocina o hacer la cena. No esperaba mucho del sexo. Se sentía bien pero no la convencía del todo. Se convirtió en parte de su rutina, algo que hacía porque se suponía que debía hacerlo. A su marido parecía gustarle bastante, pero ella estaba tan ocupada con su trabajo y la crianza de los hijos que no se paraba a pensar lo que se estaba perdiendo.

Sin embargo, con el paso del tiempo, sus hijos crecieron, fueron a la escuela, después a la universidad y, finalmente, se marcharon de casa. Mary se dio cuenta de que su vida no tenía ninguna dimensión. No se conocía bien a sí misma, tenía poco sentido de su interior, sus pensamientos y sentimientos. No estaba deprimida exactamente, pero era «un poco como si estuviera dentro de un cascarón», me explicaba. Tenía curiosidad por lo que podía haber más allá de la vida a la que estaba acostumbrada, lo que podría encontrar si sacudía las cosas y se aventuraba en el mundo.

Cuando salió de su pequeña casa en las afueras de Londres, se apuntó a un curso de yoga. Luego a un curso de pintura. Empezó a sentir su cuerpo de nuevas maneras. Empezó a ver el mundo que la rodeaba con colores vivos. Era como si estuviera excitada por primera vez, literalmente. Me explicó que aquellas actividades sensuales desencadenaban recuerdos: experimentaba «olores» de recuerdos sensoriales de su primera infancia (cuando escalaba vallas, hacía pasteles de barro o veía volar a los pájaros). Estas imágenes transmitían potentes sentimientos de placer que ella comenzó a buscar de nuevo a medida que empezaba a realizar más actividades. En esencia, las nuevas experiencias estaban reavivando las asociaciones positivas y sensuales de su infancia que se habían almacenado en la parte intermedia de su cerebro. Mary estaba animando a su cuerpo a sentir placer al acceder a estos deliciosos recuerdos sensoriales.

Cada paso daba lugar al siguiente, de modo que Mary comenzó a florecer. Ella y Roger empezaron a tener largas charlas hasta la madrugada sobre la trayectoria de sus vidas. Estas charlas eran fascinantes. No se habían comunicado tanto desde el principio de su relación. Se dieron cuenta de que, aunque habían tenido bastante éxito superando las etapas de su vida marital y familiar y habían construido una gran familia, se habían olvidado de ellos mismos y se habían perdido un poco el uno al otro. Mary se arriesgó a compartir lo que estaba descubriendo sobre sí misma practicando yoga. Para ella fue un gran descubrimiento darse cuenta de la cantidad de energía sexual que sentía a medida que avanzaba en su práctica. La sentía en su cuerpo. Y la llevó a casa para compartirla. Ella y Roger disfrutaban del sexo más que nunca. Y, casi paradójicamente, ahora que su vida sexual se había reavivado, llegando a ser más potente e interesante que nunca, Mary sintió unas profundas ganas de viajar por el mundo y experimentar por sí misma, sin Roger ni el resto de la familia. Quería reclamar lo que nunca había tenido de joven, un año sabático, porque había pasado directamente de la escuela al matrimonio y los hijos. Mary quería vagabundear.

Y eso hizo. Diferentes ciudades, diferentes amigos, incluso diferentes continentes. Y curiosamente, a Roger siempre le alegraba recibir un mensaje de texto, una llamada, una foto, pero no le exigía nada para mantener la relación a distancia. Él decía: «Ve a vivir tu experiencia. Diviértete al máximo, vive aventuras y luego tráemelo todo a casa cuando estés lista». Él cuidó del hogar y se encargó del negocio mientras Mary hacía cosas como donar su orgasmo a la ciencia. Mary y Roger habían descubierto el ingrediente más importante para tener una relación con un gran potencial sexual (y relacional). Se sentían tan seguros que podían concederse un espacio para crecer, individualizarse y amarse promoviendo tanto la libertad como una profunda conexión. Y este es el contexto que Mary trajo consigo a mi laboratorio.

Del trauma sexual a la trascendencia erótica: Sylvie

Sylvie era una violinista de gran talento que había viajado por el mundo profesionalmente durante casi 25 años. Era una intérprete extraordinaria que actuaba en escenarios de los más prestigiosos lugares imaginables: acompañaba a grupos de superestrellas que necesitaban una solista de gran belleza y talento capaz de tocar el violín como solo los grandes maestros saben hacerlo. De repente, a la edad de cuarenta años decidió que dejaba de tocar cuando su profesor de violín, que se había convertido en su mánager, murió repentinamente de un ataque al corazón. Su muerte bloqueó por completo a Sylvie. Simon había sido su mejor amigo y la única constante de verdad en su vida. De hecho, Simon era el único que sabía que el anterior profesor de violín de Sylvie había cometido abusos con ella, llegando incluso a agredirla sexualmente cuando era adolescente.

Cuando sucedió la agresión, Sylvie no se lo dijo a nadie. No dejaba de inventar excusas para no ir a clase. Primero fue que le dolía la barriga. Luego dolores de cabeza que no se iban. Sus padres la llevaron a un médico tras otro, y ninguno le encontró nada malo. En aquellos días, el abuso sexual infantil no estaba presente en la conciencia social, así que nadie sospechaba nada. Y Sylvie no decía nada. Finalmente, ideó una estrategia y les dijo a sus padres que ya no quería estudiar violín, pero que le daba mucho miedo decírselo. Esto fue una gran desilusión para su familia, porque era evidente que Sylvie estaba exquisitamente dotada para el violín y ya era un prodigio. Pero, al final, se sintieron aliviados cuando los síntomas de Sylvie desaparecieron y la vida volvió a la normalidad.

Seis meses más tarde, su padre fue trasladado por su empresa y la familia se mudó. Al año siguiente, cuando Sylvie dijo que quería retomar las clases de violín (después de conocer a una chica en su escuela que también estaba estudiando), los padres se emocionaron. Nadie se preguntó por qué de repente quería volver a estudiar. Su nuevo profesor quedó increíblemente impresionado por el talento de Sylvie y ella creció como artista bajo su tutela. Este profesor era Simon.

La vida siguió y Sylvie triunfó. Parecía haber salido indemne de su experiencia. Alguna vez salía con alguien, pero su verdadero amor era su violín. Por un giro del destino, cuando los otros chicos salían de la universidad, una gran banda de rock que utilizaba mucho los violines contrató a Sylvie. Primero, trabajó con ellos en su estudio. Salió bien. Después le pidieron que saliera de gira con ellos y ya nunca lo dejó. Era su sueño hecho realidad. Era una estrella de rock con un violín y un fabuloso mánager en el que podía confiar, que la respaldaba y que se deleitaba con su éxito.

Había unos cuantos tipos encantadores con los que se enrollaba de vez en cuando. Algunos eran lo que ella llamaba sus «viajeros frecuentes». Los quería, pero no se sentía enamorada. Lo prefería así. Nada serio. Los chicos de la banda la cuidaban. Se divertía. Tenía amigos. No buscaba sentar cabeza. Pero, cuando Simon murió, se desmoronó. Volvió a casa, con el corazón roto y sin perspectivas de futuro.

La muerte de Simon fue un golpe para todos. Él era así de especial. El hermano mayor de Simon se puso en contacto con ella poco después del funeral. Su primo venía a la ciudad. Se llamaba Jeff y quería comprar un pequeño estudio de grabación. ¿Podría Sylvie mostrarle la ciudad?

Ella hizo más que llevarlo a dar una vuelta por la ciudad. Sylvie y Jeff se enamoraron, y el punto más fuerte de su relación comenzó cuando estuvieron dispuestos a escuchar la historia de vida del otro. Por primera vez, Sylvie fue capaz de ser totalmente sincera sobre todo lo que le había sucedido. También compartió los buenos momentos de sus relaciones pasadas. Esta sinceridad permitió a Sylvie ser verdaderamente abierta y vulnerable con Jeff, una autenticidad que se plasmó también en su relación sexual.

Diez años más tarde, Jeff y Sylvie son una pareja muy fuerte. Jeff no solo fue capaz de enfrentarse a la historia de abusos sexuales de Sylvie y sus aventuras sexuales «sin ataduras» mientras estaba de gira, sino que lo abrazó todo en ella, incluida su naturaleza sexual curiosa. No temen sumergirse en los lugares más aterradores y reveladores de sí mismos y compartir estos detalles con el otro de forma abierta y alegre. Comprenden que la clave de todo esto es la tolerancia, especialmente de los sentimientos incómodos. Les gusta explorar juntos y jugar conscientemente con el poder curativo de aceptar y exponer sus historias sexuales. Al sentirse cómodos con lo incómodo, Jeff y Sylvie han sido capaces de forjar un poderoso matrimonio de dos personas muy sexuales, ejemplificando el poder que tienen las conexiones placenteras.

Lecciones de vida

Los amantes extraordinarios comparten cualidades que ha estudiado la sexóloga canadiense Peggy Kleinplatz,[147] conocida por una novedosa investigación sobre cómo muchas de nuestras ideas sobre el sexo se basan en una comprensión obsoleta de las costumbres y comportamientos sexuales. La investigación de Kleinplatz profundizó en ciertos tipos de actitudes y comportamientos sexuales que en el pasado se consideraban patológicos. No hace mucho tiempo que el sexo homosexual se consideraba anormal o pervertido, por ejemplo. Kleinplatz ha luchado en contra de estos criterios, sugiriendo que el comportamiento sexual existe en un gran continuo y que todos nosotros podemos aprender de estos «amantes extraordinarios», como se refiere a ellos la sexóloga. En varios estudios, se centró en las personas que disfrutan de las prácticas SM y descubrió que tienden a estar más interesados en el sexo que el ciudadano medio. Y, como ya he mencionado, no tienen ninguna psicopatología más que los que resultan «sosos» en la cama.

De hecho, según Kleinplatz,[148] la mayoría de los problemas que llevan a las personas a la consulta del sexólogo provienen de lo que ella llama el «guion sexual norteamericano», que consiste en tener relaciones heterosexuales que culminen siempre en el orgasmo, lo que significaría que las mujeres deberíamos experimentar orgasmos cada vez que tuviéramos relaciones sexuales, cosa que no ocurre. In-

---

147. Peggy J. Kleinplatz, «Learning from Extraordinary Lovers», *Journal of Homosexuality* 50, n.º 2-3 (2006), 325-348.

148. Peggy J. Kleinplatz, *New Directions in Sex Therapy: Innovations and Alternatives* (Abingdon, Routledge, 2013). Incluso con una estimulación adicional del clítoris, menos de la mitad de las mujeres (43 %) afirman haber experimentado un orgasmo a través del coito el 75 % de las veces. Debby Herbenick y otros, «Women's Experiences with Genital Touching, Sexual Pleasure, and Orgasm: Results from a US Probability Sample of Women Ages 18 to 94», *Journal of Sex & Marital Therapy* 44, n.º 2 (2018): 201-212.

cluso con una estimulación adicional del clítoris, menos de la mitad de las mujeres (43 %) experimentan un orgasmo a través del coito el 75 % de las veces. En otras palabras, nuestra visión cultural de la sexualidad es estrecha, limitante y orientada al rendimiento, favoreciendo lo que no ocurre de manera natural. Junto con otras expectativas poco realistas que podamos tener sobre el sexo, también esperamos que el amor apasionado sea perpetuo y que la ENR dure para siempre. Como hemos visto, esto solo nos lleva a una gran frustración cada vez que nos habituamos a una relación. Y luego vamos un paso más allá: nos patologizamos a nosotros mismos y al otro por tener un «deseo sexual bajo», pero, en realidad, lo que ocurre es que cuando la ENR desaparece, nuestro deseo sexual espontáneo vuelve a su línea base. Sin embargo, todavía conservamos un deseo sexual receptivo bajo la superficie, esperando a encenderse si nos damos el tiempo y el espacio para priorizar el placer y lo erótico.

Mientras estudiaba y analizaba a estos exploradores, Kleinplatz identificó un número de características que comparten, que enumeró en diez «lecciones desde el límite». Aunque no todas mis damas del laboratorio practiquen un poco de SM, ciertamente todas atraviesan los límites de lo típico y todas encarnan la actitud expansiva del placer erótico que describe Kleinplatz.

Inspirada por mi propia investigación y la de Kleinplatz, he recogido siete lecciones de mis estudios y mi trabajo con pacientes. Estas lecciones pueden ser útiles a todos los que queremos dejar atrás la anhedonia y abrazar de verdad nuestro potencial sexual.

¿Qué podemos aprender de los amantes extraordinarios?

- *No juzgues tu yo erótico ni la experiencia erótica.* Practica la autoaceptación radical. Aprende a amar tu cuerpo tal y como es. Esta es una de las mayores lecciones, mencionada por casi todas mis participantes. También sienten curiosidad por su propia sexualidad y exploran lo que las excita. Aprende a abrazar tu huella erótica única, sea cual sea. Ahora que conoces la diferencia entre el deseo espontáneo y el receptivo, ahora que sabes dónde estás en tu curva de deseo, date permiso para estar exactamente como estás en este momento. Y para que el momento sea exactamente tal como es. El sexo es nuestra voluntad de convertirnos en seres sexuales, sin importar cómo lo expresemos. Recuerda que lo principal para el buen sexo es estar presente.

- *Sintoniza.* Dirige tu atención hacia adentro para escuchar con atención lo que quieres y lo que tu cuerpo anhela. ¿Cuáles son tus fantasías? ¿Cómo te gusta que te toquen? ¿Por qué no explorar todas las zonas del cuerpo que pueden darte placer? Y, como recomienda Beverly Whipple, sé muy consciente de lo que te gusta más allá del sentido del tacto, incluyendo el oído y el gusto. ¿Eres más activo cuando tiendes a ser receptivo? ¿Más receptivo cuando estás más activo? Haciendo cambios sutiles en tus roles habituales puedes descubrir nuevas formas de excitarte. Prestar atención a las sensaciones es la clave para el sexo placentero. Si tu mente divaga y comienza a entrar en modo «espectador» (dirigiéndose a un objetivo o siendo consciente de sí misma), limítate a observar sin juzgar, deja que esos pensamientos sean exactamente como son mientras vuelves a enfocar tu atención en los sentidos.

- *Ten paciencia, no te pongas nervioso.* Cuando quieras tener relaciones sexuales, por ejemplo, no empieces hasta que tú y/o tu pareja estéis lo bastante excitados. Permite que el sexo se desarrolle sin prisas. Aunque este consejo puede parecer simplista, es muy importante experimentar el placer del sexo. Reduce la velocidad y saborea las sensaciones. Deja que sigan su curso. Disfruta del viaje sin preocuparte por el destino.

- *Mantén la conexión con tu pareja.* Ahora tienes muchas herramientas para manejar tus defensas, escuchar con atención y estar abierto a las diferencias entre las huellas eróticas o el deseo. Respeta estas diferencias y te sentirás más conectado. La mejor manera de conectar suele ser ir más allá de las palabras. Simplemente haz lo que los amantes de la ENR pasan tanto tiempo haciendo: mirarse a los ojos. Mira a tu pareja a los ojos y respirad al unísono mientras estáis sentados en silencio. Observad a la persona que tenéis delante, el ser del que os enamorasteis. Acaricia a tu pareja y sincroniza tu respiración con la de ella para sintonizar vuestros sistemas nerviosos. Esto funciona. Somos como diapasones y entramos en sincronización «cardíaca» con los seres a los que amamos (incluso nuestras mascotas) cuando establecemos la conexión. El buen sexo es el sexo conectado.

- *Asumir riesgos.* A menudo nos sentimos indecisos a la hora de hablar con nuestros compañeros sobre aspectos de nosotros mismos que pensamos que juzgarán o nos preocupa hacerles daño si les decimos cómo nos sentimos realmente. Tendemos a jugar a lo seguro cuando tenemos dudas. Pero otra forma de verlo es pensar que no asumir riesgos implica un peligro. Si no exploramos algunos de los lugares más aterradores con nuestras parejas, si no exploramos los rincones de nuestro yo erótico, tendemos a cerrarnos y estancarnos. Y el estancamiento, en sí mismo, es peligroso para las relaciones. El potencial sexual se despliega cuando lo añadimos todo a la mezcla. Siempre estamos cambiando, evolucionando y creciendo. Correr el riesgo de revelar cómo nos afectan estos cambios, cómo influyen en nuestros pensamientos, nuestros miedos, nuestros sentimientos, incluso en nuestras fantasías, tiende a revitalizar la relación.

- *Priorizar el placer.* Permite que el sexo juegue un papel más importante en tu vida. Tu trabajo con tus siete emociones principales te ha preparado para ser más consciente y para comprender cómo y por qué el placer es tan importante en tu vida, así que deja que el sexo ocupe un lugar más relevante. Busca tiempo para el sexo, expande tu noción de lo que es el sexo, aliméntalo y explóralo. Es un viaje sin fin.

- *Tolerar las emociones y abrazar la naturaleza transformadora del sexo.* Debido a la mezcla de los impulsores emocionales y físicos del sexo, cualquier tipo de experiencia o actividad sexual tiene la capacidad de despertar todo tipo de emociones. Una de las lecciones más importantes para el buen sexo, y también para las buenas relaciones en general, es aprender a tolerar más plenamente nuestros sentimientos, los sentimientos de los demás y lo que sentimos sobre los sentimientos de los demás. Y a veces los sentimientos más difíciles de tolerar, lo creas o no, son las sensaciones intensas de placer, que para algunas personas pueden estar tan fuera de control que da miedo. Cuando aprendemos a permitir simplemente que los sentimientos sean como son, a estar presentes para nosotros mismos y para los demás, las experiencias que podemos tener con y a través del sexo pueden ser verdaderamente curativas y revitalizar nuestra mente, cuerpo y espíritu. Es una forma tangible de conexión con los demás, una fuente de energía que mejora el sistema inmunitario y una gran reserva de placer.

Estas lecciones son una invitación para entendernos y explorarnos a nosotros mismos y nuestra pareja en una nueva dimensión de placer sexual.

Herramienta para el buen sexo: Tacto más imaginación[149]

Recuerda, las neuronas que se activan juntas funcionan juntas. Podemos subir el volumen de nuestras sensaciones genitales si nos tumbamos y reforzamos esos caminos una y otra vez.

Este ejercicio ofrece una manera de aumentar tu capacidad de acceso a las sensaciones de tus genitales, lo que te facilitará también el acceso al placer sexual. Basándome en mi investigación, se me ocurrió este ejercicio después de estudiar la diferencia entre el tacto imaginario y el tacto real de los genitales.

1. Encuentra un lugar cómodo donde no te molesten. Ponte ropa cómoda que te permita un acceso total a tus partes privadas. Puedes ponerte una música que te guste, e incluso encender una vela. Recuerda que simplemente vas a experimentar sensaciones, la intención no es el orgasmo.
2. Si eres una mujer, comienza por dar suaves golpecitos y acariciar rítmicamente tu clítoris. Concéntrate en lo que sientes en los dedos al tocar y luego amplía tu conciencia sensorial para incluir también cómo se siente tu clítoris al recibir las caricias.
3. Si tienes pene, puedes dar golpecitos rítmicos y estimular cualquier zona y, del mismo modo, concentrarte en cómo se

149. Este ejercicio se inspiró en los resultados de mi estudio en el que «solo pensar» en la estimulación genital activaba las regiones sensoriales y de recompensa del cerebro de forma similar a la estimulación física placentera de los genitales y el orgasmo. Nan J. Wise, «Activation of Sensory Cortex».

sienten tus dedos al experimentar las sensaciones del tacto mientras te tocas, y luego ampliar tu conciencia sensorial para incluir también cómo se sienten tus genitales al recibir las caricias.

4. Mientras golpeas o acaricias rítmicamente tus genitales, simplemente observa las sensaciones agradables o placenteras. Este ejercicio no pretende ser erótico.
5. Después de unos cinco minutos de golpecitos, descansa un minuto o dos y fíjate en cualquier sensación que persista después del contacto. Tendemos a no prestar mucha atención a toda la gama de sensaciones (cómo aparecen, suben o bajan). Sintonizar con nuestras sensaciones más sutiles a medida que aparecen o se liberan es una buena práctica para sintonizar con nuestra capacidad de observar sensaciones.
6. Ahora es el momento de sintonizar con tu imaginación. Durante uno o dos minutos, solamente imagina que te tocas los genitales como lo has hecho en la primera parte del ejercicio. Sintoniza con la experiencia y no te preocupes si el hecho de pensar en las sensaciones no te permite «sentirlas» de verdad. Concéntrate en la experiencia imaginada.
7. Continúa intercalando rondas de estimulación táctil real con rondas de estimulación imaginaria y simplemente presta atención a todas sus sensaciones. La clave aquí es la repetición. Cuantas más rondas hagas de cada tipo, más utilizarás la imaginación para acceder a las sensaciones.

Una vez más, este ejercicio no está destinado a culminar en un orgasmo ni a excitarte. Está pensado para que aprendas a concentrarte en experimentar sensaciones corporales tanto al tocar como al imaginar el contacto. Puedes hacer lo mismo con tu pezón (tanto si eres hombre como mujer), ya que mi investigación ha demostrado que ¡el pezón también allana el camino hasta el lugar donde aterrizan las sensaciones genitales! También puedes practicar tocando cualquier otra parte de tu cuerpo (labios, cuello, interior de los muslos, etc.) que puedas experimentar como placentera y sensual.

Herramienta para el buen sexo: Enfoque sensorial, versión de hedonismo saludable[150]

Masters y Johnson crearon los ejercicios de enfoque sensorial como tratamiento para las personas que sufren problemas sexuales, la mayoría de las veces debido a que son demasiado tímidas o ansiosas, o están enfocadas en el rendimiento, con el objetivo de facilitar que la naturaleza siga su curso en el dormitorio. La cuestión es que dejemos de mentalizar y conectemos con nuestras sensaciones y las de nuestras parejas, pero también que dejemos de evaluar nuestro «desempeño» sexual. Masters y Johnson lo definieron como «rol del espectador»: cuando estamos demasiado ocupados observándonos a nosotros mismos para ver si el pene se pone duro, si sigue duro o si nosotros, o nuestra pareja, vamos a llegar al orgasmo. El enfoque sensorial consiste en ser consciente de nuestras sensaciones, en lugar de centrarnos en cómo «practicar sexo». De hecho, en las primeras etapas del enfoque sensorial, se pide abstinencia absoluta de sexo,

---

150. Masters y Johnson desarrollaron los ejercicios de enfoque sensorial para ayudar a los pacientes a salir del rol de espectador y experimentar las sensaciones de dar y recibir el tacto. Se dieron cuenta de que las personas que se sentían cómodas presentaban ciertas características. Tocaban a sus parejas para su propia experiencia y se centraban en sus sensaciones en lugar de tratar de excitar a sus parejas. Y, por último, les resultaba fácil darse cuenta cuando se distraían y centrar de nuevo su atención en las sensaciones de la experiencia.

La primera fase del enfoque sensorial excluye los genitales y los senos. Las actividades se van ampliando gradualmente hasta incluir los senos y los genitales; después, la pareja se toca mutuamente y, finalmente, tienen relaciones sexuales, como se indica. Masters, *Human Sexual Inadequacy*; Linda Weiner y Constance Avery-Clark, «Sensate Focus: Clarifying the Masters and Johnson's Model», *Sexual and Relationship Therapy* 29, n.º 3 (2014): 307–319.

empezando simplemente con tocar y dejarse tocar, al principio lejos de los genitales o de cualquier comportamiento sexual, y permitiendo que la exploración sensorial aumente de forma gradual.

Hay muchos recursos maravillosos en la web sobre el enfoque sensorial, y muchas personas han contribuido con sus propias versiones de esta técnica. Para nuestro propósito vamos a resumirlo en algo muy sencillo: el objetivo del enfoque sensorial es centrarte en tus propias sensaciones en lugar de concentrarte en proporcionar placer a tu pareja. Y este es un punto clave. Queremos volver a lo que nos hace sentir bien con el tacto.

Una de las cosas que he notado como terapeuta es que, cuando les pongo deberes a mis pacientes, a menudo terminan no haciéndolos, y no porque intenten sabotear su tratamiento o quieran quedarse estancados. Creo que es porque la gente tiene la sensación de que los deberes son una obligación y, en definitiva, algo que no está en consonancia con sus deseos. Así que lo que ofrezco a mis pacientes es lo básico, igual que ahora a ti, y después puedes inventarte lo que te parezca más divertido.

1. Decide con tu pareja cuándo y cómo os gustaría explorar las sensaciones. Pensad en ello como un juego. Decidid quién irá primero y estableced vuestros límites y peticiones. Por ejemplo, podéis poneros de acuerdo en empezar por cualquier parte del cuerpo excepto los genitales o los pechos. Tal vez queráis llevar algo de ropa para no desviar vuestra atención hacia los cuerpos desnudos. Aseguraos de que sea ropa cómoda con la que podáis estirar los brazos y las piernas, llegando fácilmente a la cabeza y los dedos de los pies.
2. El primero en explorar las sensaciones puede empezar usando el ejercicio imaginario de estimulación genital como una forma de acceder a su propia imaginación. A continuación,

toca cualquier parte del cuerpo de su pareja, observando solamente su propia sensación de tacto.

3. Para suavizar las manos podéis usar aceite de coco, crema o cualquier cosa que os haga sentir bien.
4. Sintoniza las sensaciones que experimentas al tocar a tu pareja. Explora su cuerpo con las puntas de los dedos, los labios, la lengua. Concéntrate en tus propias sensaciones de placer. Puedes experimentar con la respiración y trabajar con el suelo pélvico para sintonizar con tus energías sensuales y sexuales. (Ver «Herramienta para el buen sexo: *Mula bandha*», página 208).
5. En cada ronda, iréis un poco más allá.
6. Después de que cada uno haya cumplido su turno, dedicad un tiempo a hablar de la experiencia. ¿Qué pasaba en vuestra mente? ¿Qué pasaba en vuestro cuerpo? ¿Qué pasaba en vuestras emociones? Compartid la experiencia de cada uno y hablad sobre lo que os gustaría probar en el futuro. Imaginad juegos nuevos. La próxima vez tapad vuestro cuerpo solamente con una toalla o un pareo. Poneos de acuerdo para aumentar la gama de partes del cuerpo y actividades que realizaréis, teniendo siempre en cuenta que se trata de un juego, no de una obligación. ¡Reinventad y repetid!

Potencial sexual: Tu nueva frontera

Hay una razón por la que Lena, Mary y Sylvie se han convertido en mis heroínas. Lena, que tiene casi ochenta años y es bisabuela, ha soportado y disfrutado una larga y productiva vida. Creo que una de las razones de esta longevidad alegre y vital es la relación con su propia sexualidad. Cuando estábamos llegando al final de nuestro trabajo juntas, le pregunté qué le gustaría compartir con otras personas que también quisieran recorrer este camino, y me dijo:

> «Lo más importante es deshacerse de la vergüenza, porque todo se abre y el sexo consiste en ser abierto. Todavía siento un poco de vergüenza de vez en cuando, incluso cuando pienso que podría estar con una mujer, porque me doy cuenta de lo equivocado que era lo que me enseñaron. Pero me dejo llevar. Solo es un viejo sentimiento. Yo les diría: "Aprended a amar vuestro cuerpo, aprended a amaros a vosotros mismos, aprended a sentir que ser sexual es bueno para vosotros. Para todos nosotros"».

Lena no solo es una amante extraordinaria, sino que también es un gran ejemplo de potencial sexual, que ve la maduración de nuestra sexualidad como el «más alto nivel mental, emocional, físico y espiritual al que podemos aspirar sexualmente».

Mary no solo buscaba novedad, sino también crecimiento personal, lo cual es, en última instancia, la fuente de su propio potencial sexual y demuestra de nuevo que cualquier fusión de energía, cualquier área de crecimiento, influye en nuestra sexualidad y nuestra continua capacidad de placer. Ella nos ha proporcionado un maravilloso ejemplo de que estar separados de nuestros cónyuges para cultivar nuestros propios intereses y experiencias puede reactivar nuestras conexiones mentales y potenciar sexualmente nuestras relaciones de pareja a largo plazo.

Y Sylvie, que, a pesar de tener las circunstancias en su contra debido a un trauma sexual, no solo exploró el mundo por su cuenta sino que aprendió a confiar en una pareja íntima que no patologizaba sus experiencias sexuales ni su naturaleza sexual. La relación de pareja de Sylvie fue en gran parte la responsable de su curación y le ha proporcionado mucha alegría y alquimia sexual.

Actualmente solo tenemos un modelo de relación romántica, basado en el predominio de la estimulación genital y el coito en el contexto de un apasionado y tormentoso amor romántico. La noción de que el buen sexo es el dominio de los jóvenes que viven un amor ardiente y apasionado ha reforzado esta concepción limitada de la sexualidad a lo largo del tiempo. ¿Por qué esperar a que nuestra cultura obsesionada con la juventud nos muestre los beneficios de la madurez sexual como camino hacia la felicidad? Tendemos a pensar que al llegar a cierta edad, nos «retiramos sexualmente» y dejamos las glorias del sexo a los jóvenes.

Y sin embargo, Lena y otras muchas personas nos enseñan el camino hacia una experiencia diferente y un viaje más satisfactorio. Los individuos y las parejas que descubren el potencial sexual, que ven la oportunidad de ir más allá de las luchas de poder, la culpa y la vergüenza, que aceptan su miedo y su ansiedad, pueden recorrer este camino por su cuenta. De hecho, es precisamente la capacidad de rendirse a los sentimientos incómodos, de tolerarlos, sentirlos en toda su plenitud, reconocerlos, permitirlos y arriesgarse a compartirlos con nuestras parejas, lo que en última instancia permite nuestra transformación. Ser capaz de tolerar la intensidad emocional es uno de los requisitos más importantes para la madurez emocional y sexual. Entonces, y solo entonces, podemos enfrentarnos a la desilusión; trabajar para dejar ir las fantasías de dependencia, y tratar con las parejas reales que tenemos delante, en lugar de con quien «debería ser» la pareja. La desilusión en nuestra vida sexual y en nuestras relaciones es el punto de partida de la búsqueda, más que el punto en el que debemos abandonar el barco «que se hunde» y buscar nuevas aguas. ¿Verdad que es fantástico? ¡Qué marco tan diferente!

Ser capaz de reconocer, experimentar y tolerar los sentimientos que nos han enseñado a esconder (la socialización trunca nuestra capacidad de sentir toda la gama de experiencias emocionales: la pena, la tristeza, el miedo, la ira, sentidas, respetadas y reconocidas en toda su extensión) es lo que nos ayuda y nos permite tolerar, abrazar y estar presentes en las alegrías también. Aquellos que manifiestan su potencial sexual de forma consciente cultivan también la habilidad de ser divertidos, curiosos y creativos. Cuando aprendemos a calmar nuestros sistemas defensivos a través del autocuidado, a conectar con nuestros sistemas de compromiso social y entre nosotros, a aprovechar el poder de los sistemas de BÚSQUEDA y JUEGO, el DESEO por la vida se hace accesible.

Esto es lo que la regulación emocional puede proporcionarnos: no tenemos que limitar ni forzar los sentimientos, sino aceptarlos, y reconocer al mismo tiempo que precipitarse en la acción o la reacción no es inteligente. Los terapeutas Gestalt solían decir: «Abandona tu mente y dedícate a tus sentidos». Las sillas calientes son así: pasas de la tristeza a la ira y luego aún profundizas más, llegando al apego, y de vuelta a la alegría y la risa cuando sigues el hilo de las emociones hasta sus raíces.

Arriésgate a conocerte mejor a ti mismo y a tu pareja cada día. Tu autoconciencia y tu capacidad de asumir la responsabilidad de ti mismo en lugar de culpar a tu pareja facilitará la comprensión personal y el crecimiento de la relación. Cada día cambiamos, crecemos y evolucionamos de tal manera que quedarnos únicamente con una parte no deja de ser solo un hábito. Presta atención a cómo cambias cada día y a cómo cambia tu pareja. Arriesgaos a decir la verdad y a romper el *statu quo*. Repensad vuestros hábitos diarios, vuestras interacciones cotidianas y miraos con ojos nuevos el uno al otro. Una práctica que recomiendo a los clientes es terminar cada día escuchando lo bueno y lo malo del día del otro, y prestar atención a su experiencia con una nueva mirada.

Por muy difícil que sea la conexión con nuestras parejas, el desarrollo de nuestro potencial sexual depende de cultivar la habilidad de formar parte de la relación y ser capaz de alejarse de ella al mismo tiempo (lo que los terapeutas llamamos «diferenciación» como seres humanos completos e independientes), siendo completos y en constante crecimiento, en lugar de personas incompletas que se apoyan en el otro para ser un todo. Se trata de estar cada vez más cómodo en tu propia piel y arriesgarse a ser tú mismo mientras conectas de forma profunda y transformadora con tu pareja.

Las relaciones maduras se basan más en desear la conexión y todo lo que viene con ella que en «necesitar» que sea «completa». Nuestro bienestar no depende de la apariencia momentánea de un recurso externo o una relación en particular. Aunque resulte paradójico, podemos profundizar más con alguien cuando sabemos que somos completos y emocionalmente independientes. Y profundizar y ampliar es la clave para actualizar nuestro potencial sexual, una dinámica continua y cambiante que puede desarrollarse a lo largo de toda la vida.

Entonces, ¿buscamos el buen sexo o el gran sexo?

Curiosamente, en otra paradoja de nuestra mente analítica, buscar el gran sexo no es la respuesta. La Dra. Beverly Whipple, una verdadera rompedora de límites en el campo de la sexualidad humana, enseña que, cuando nos centramos en la búsqueda del gran sexo, nos metemos en una especie de mentalidad forzada. Nos dirigimos a una meta. Comenzamos a evaluar la experiencia en lugar de vivir el momento presente. «¿Esto va a ser tan bueno como la semana pasada? ¿Es mejor que ayer?».

Los efectos secundarios negativos del proceso de evaluación se hacen evidentes en las personas que luchan por «alcanzar» un orgasmo. Como me gusta decir, un orgasmo observado nunca llega al punto de ebullición. Tendemos a *experimentar* más fácilmente el orgasmo cuando nos relajamos en las sensaciones y dejamos que el orgasmo nos encuentre. Si lo hace, genial. Si no lo hace, ¿por qué no disfrutar plenamente de la experiencia tal como es? Hay personas que por lo general llegan al orgasmo y no encuentran la experiencia particularmente satisfactoria, mientras que otras encuentran su sexualidad muy satisfactoria y placentera sin importar si tienen un orgasmo o no.

¿Por qué son tan importantes estos límites sobre la calidad del sexo? Al ampliar nuestras expectativas sobre lo que es el sexo y dejar de lado el objetivo de lo que consideramos «bueno» o «genial», en realidad nos damos la oportunidad de experimentar mucho más placer y mucho más de nosotros mismos. De hecho, esa es la verdad subyacente del potencial sexual: el alivio de las expectativas hace que nuestra capacidad de experimentar el placer sexual sea ilimitada. Es una actitud, una mentalidad. No hay restricciones de funcionamiento, edad o situación. Actualizar nuestro potencial sexual es una práctica que puede hacernos sentir animados, sexis, saludables, felices y conectados. Actualizar nuestro potencial sexual puede mantenernos vivos.

Una nota final

Mientras le doy los últimos retoques al libro, me invade una mezcla agridulce de emociones. La gran alegría llega en pequeñas dosis. ¿Podría haber imaginado que la chica de 22 años que una vez fui, que se sentía destrozada tras su primer ataque de pánico, pudiera mirar hacia atrás a su joven yo desde este punto de vista? Habiendo forjado una vida alegre y profundamente significativa enseñando lo que yo misma tuve que aprender, me siento bendecida. Estoy transmitiendo las lecciones recibidas de mis propios maestros: los profesores de yoga, psicoterapeutas, maestros de *mindfulness*, supervisores clínicos, clientes, pacientes, mis hijos, mi esposo, otros investigadores y otros escritores que han grabado de forma indeleble sus enseñanzas, a través de diferentes vías, en la persona que soy. Mi propio cambio se produjo al tejer con todo esto un tapiz influenciado tanto por mi visión desde el sótano del cerebro como por la parte superior de la mente, con un gran deseo (BÚSQUEDA) de saber cómo anteponer los compromisos conscientes al clima emocional. He cultivado el fino arte de ser tanto un alma ansiosa como una creadora (de mi propia receta) tranquila, confiada, valiente y juguetona. Y he sido increíblemente afortunada por haber sido mucho más curiosa (BÚSQUEDA) que temerosa (aunque mi nivel de MIEDO no es trivial).

Ahora que este libro llega a su fin, también me entristezco. Parece que nunca hay suficiente tiempo para completar totalmente aquello que es importante de verdad. Ya sea una disertación, un estudio científico, un manuscrito, un libro, la educación de nuestros hijos o el amor a otro ser humano, de alguna manera siempre nos enfrentamos a la imperfección y el carácter incompleto de la vida real. Este es el origen de nuestro más profundo pesar. Lo que pudimos, debimos y teníamos que haber hecho. Pero, más allá de eso, también es el origen de nuestras mayores alegrías y satisfacciones. Nos importa lo suficiente como para querer concluir perfectamente lo que realmente nos importa.

Uno de los puntos culminantes de la finalización de este libro: la vida es una catástrofe total. Piensa en Zorba el Griego: nacemos, morimos. Celebramos, lloramos. La gente se hace daño, enferma y nadie sale vivo. Nada termina bien, como mi querido esposo suele decir (para animarme) cuando, de vez en cuando, nos sumimos en el lodo de la desesperación. No importa lo mucho que intentemos reorganizar las sillas de la cubierta del *Titanic*, el barco se hunde, como le gustaba decir a mi salvaje y peludo profesor de Honestidad Radical, Big Bad Brad, con un gran vaso de *bourbon*. Y sí, esto puede sonar deprimente a primera vista, pero estar en contacto con la realidad del dolor y del placer es lo que nos permite vivir y amar de una forma más plena. Como supuestamente dijo Osho, el gurú consciente y brillante, una vez: «¡La única esperanza es no tener esperanza!». Traducido a inteligencia operacional, creo que significa que, cuando nos permitimos estar presentes en lo que es, aceptando (en la medida de lo posible) lo que está justo delante de nosotros, podemos librarnos de nuestras expectativas (que son el verdadero origen de las emociones que sentimos cuando no las alcanzamos, tanto para bien como para mal) y estar presentes. Y en el presente es donde está todo. La voluntad de estar presente en lo que haya aquí en este momento es una de las mejores definiciones de la felicidad que he escuchado. (Gracias, alma sabia y monja budista, Pema Chodron, una de mis mejores maestras a distancia).

Así concluye este libro.

Espero que te sientas animado y capacitado para tratarte a ti mismo, a tus emociones y a tu vida de la forma más «operativamente inteligente» posible. Que a través de estas historias, herramientas y conocimientos descubras que puedas avanzar en tu propio camino de placer. Y que descubras y te des cuenta de que, donde quiera que estés, donde quiera que hayas estado, y donde quiera que vayas, el sexo (alegre, erótico, divertido, satisfactorio) es tu derecho de nacimiento.

Así que disfruta: ¡El buen sexo es realmente importante!

Agradecimientos

Este libro es la culminación de muchas décadas de búsqueda de herramientas y conocimientos que pudieran calmar a la ansiosa bestia de mi propio sistema nervioso. En primer lugar, quiero reconocer a mi familia de orientación, mis padres, que me legaron la predisposición genética a una tremenda curiosidad (BÚSQUEDA), una capacidad intelectual respetable y, por desgracia, también un sistema de PÁNICO/TRISTEZA cargado y listo para disparar. También me proporcionaron un hogar que fomentaba la comunicación y la expresión emocional. Creo que esto impulsó mi deseo de convertirme en psicoterapeuta, una profesión que continúa dándome grandes alegrías.

El largo período de gestación de este libro (¡al menos el doble que el de un elefante!) ha sido un acto de amor. El proyecto comenzó cuando, recién doctorada en 2014, me acerqué a Billie Fitzpatrick para explorar la posibilidad de escribir sobre las lecciones que había aprendido de las damas de mi laboratorio, las participantes de mis estudios sobre el orgasmo cerebral. Billie pensó que esta historia tenía posibilidades y me presentó al brillante agente literario Yfat Reiss Gendell, que inmediatamente pensó en un libro aún más extenso que hablara sobre el continuo desafío al que me he enfrentado en mi práctica como psicoterapeuta, lo que hemos denominado «crisis de placer». Esta crisis de placer es evidente en los pacientes atrapados en la ansiedad, la depresión y el malestar general, todo lo cual bloquea su capacidad de disfrutar de la vida. Trabajar con Billie e Yfat en este proyecto ha sido una alegría: son un equipo de ensueño y siempre les estaré agradecida. Me enorgullece decir que el libro que hemos dado a luz ya ha sido útil para mis pacientes, con los que he compartido fragmentos y resúmenes mientras lo escribía.

Y este viaje nunca habría empezado sin el estímulo de mi mentora, querida amiga y estrella de rock de la ciencia sexual, la Dra. Beverly Whipple. Conocí a Beverly hace años en un curso patrocinado por la Asociación Americana de Educadores, Consejeros y Terapeutas Sexuales (AASECT, siglas en inglés de American Association of Sexuality Educators, Counselors and Therapists) mientras completaba mi formación como terapeuta sexual. Beverly me invitó a unirme a un proyecto de investigación que estaba llevando a cabo con el Dr. Barry Komisaruk (con quien, casualmente, yo había hecho un curso de posgrado décadas antes), y lo siguiente que supe fue que a mis cincuenta años era un estudiante de posgrado dispuesta a embarcarse en un doctorado en neurociencia sexual bajo la tutela de Barry. Barry y Beverly han allanado un camino que me siento honrada de seguir.

También quiero dar las gracias a mis editores de HMH, Deb Brody y Olivia Bartz. A Deb, que ha mostrado un entusiasmo inquebrantable por el proyecto, se le ocurrió el brillante título del libro en nuestro primer encuentro. Y Olivia aportó grandes ideas y correcciones que me ayudaron a definir mejor mis ideas.

Por último, quiero dar las gracias a mi fabuloso marido, John, que también es mi mejor amigo, socio, padre de mis hijos y abuelo de mis nietos. ¿Quién iba a imaginar, cuando nos conocimos de adolescentes, que haríamos un viaje tan largo, extraño, amoroso, delicioso y lleno de aventuras?